Monique Chabot

Comment J'ai Apprivoisé LA Fibromyalgie
Du Québec au Costa Rica

Pour retrouver un sain équilibre et la joie de vivre après des années
de recherche pour trouver une réponse aux "mal-aises".
Pour que la douleur puisse être transcendée
et mener à la paix intérieure.

2014

"La Magie de la Licorne
Le symbolisme de la licorne - Les pouvoirs magiques de la licorne sont légendaires. On dit que sa corne est plus dure que le diamant et qu'elle peut neutraliser les poisons. Les larmes de la licorne peuvent guérir les blessures physiques et les peines de cœur.
<...>
La littérature associée à la licorne et les pouvoirs qui lui sont attribués continueront sans aucun doute à ajouter à sa valeur comme symbole de liberté, de guérison et de beauté."

Traduit de l'Anglais[1]

Je choisis le symbolisme de la licorne car il se rapproche le plus de la raison principale de la rédaction de *Comment J'ai Apprivoisé la Fibromyalgie*; aider la personne avec fibromyalgie à se libérer des chaînes de la douleur physique et mentale, et à relâcher la force qui l'habite pour marcher vers sa guérison intérieure. Pour que la sagesse de son expérience fibromyalgique puisse remplacer le passé émotionnel par la paix intérieure qui mène à la prospérité de son Être.

Un livre qui s'adresse aussi à la famille et les amis de la personne ayant reçu un diagnostic de fibromyalgie, ainsi qu'aux intervenants de la santé. Pour les aider à mieux discerner les "dessous" de la condition fibromyalgique.

129
C428c   Chabot, Monique
         Comment j'ai apprivoisé la fibromyalgie : un puissant appel de l'âme conduisant à la prospérité de l'être. Du Québec au Costa Rica / Monique Chabot -- 1ª ed. -- San José, Costa Rica: Digital, 2014.
         2700 kb.
         ISBN 978-9968-47-820-5
         1.FIBROMYALGIE 2.COSTA RICA I.Título

Couverture du livre réalisée par Geneviève Chabot, designer graphique. La photo de la chute a été prise par l'auteure dans la région de San Pedro de Zapotal, au Costa Rica.

---

[1] Living Arts Original, The Magic of Unicorns, http://livingartsoriginals.com/meaning-unicorn.html, 2011

Je dédie ce livre à la mémoire de l'oncle Roger dont le modèle de ténacité fut une inspiration au dépassement. Malgré les résistances de l'environnement et ses souffrances, sans relâche il allait jusqu'au bout de ses rêves tout en demeurant fidèle à lui-même.

Également à toute personne qui a croisé mon chemin à un moment ou à un autre et avec qui je suis liée à jamais.

Danser sur l'arc-en-ciel

Se libérer de toute attache humaine,
Mission impossible pour la victime de sa vie.
Danser sur les ailes de l'aventure consciente,
Vers l'horizon bleuté de la vérité sans contradiction.
Énergies dirigées dans l'action acceptée de qui tu es,
Explosion de possibilités te sera livrée gracieusement.
De faire uniquement il n'est pas question,
Du comment faire amoureusement naîtra l'inspiration.
Aimer, s'aimer, une danse sans fin sur l'arc-en-ciel universel,
En un clin d'œil, pouf! Divin tu deviens, qu'il est bon d'être enfin de retour chez-soi.

Monique Chabot

Courage, amour et joie je te souhaite dans ton Voyage de Vie!

"Ce fut un pur bonheur et un réel plaisir de lire ce livre. L'auteure nous prouve que la personne humaine a tout ce qu'il faut pour guérir. Il n'en tient qu'à nous d'initier ce processus et de cheminer jusqu'à l'obtention de notre objectif: la guérison. Elle nous donne des outils qui facilitent cette démarche vers un mieux-être et une bonne santé.

Je rends grâce pour ce cadeau merveilleux et accessible. J'ose même ajouter que ce livre peut aider les personnes n'ayant pas à vivre avec la fibromyalgie. Lorsqu'on lâche prise et que l'on pardonne vraiment je crois que toutes les "mal a dies" peuvent faire place à une prospérité."

Sol Ange Gauvin, infirmière retraitée

"J'endosse totalement l'approche multidisciplinaire pour aborder les symptômes qui peuvent avoir de multiples causes. Une approche proposée dans cet ouvrage pour contrer les difficultés de la condition fibromyalgique.

Je vous encourage à lire ce récit qui apporte de précieux renseignements sur la fibromyalgie; considérée officiellement en provenance de causes inconnues et la médecine traditionnelle n'a pas de remède pour l'enrayer, apportant peu de soulagement à ses patients. Je considère ce livre important car il fournit des éléments qui forment un ensemble cohérent de ressources et de techniques qui permettent d'aller vers la guérison. Ce qui soutient aussi mes observations dans ma pratique avec des patients ayant un cadre fibromyalgique. Observation déterminant que la cause principale puisse se situer à un niveau émotionnel. Des années de souffrance, sans espoir d'évasion, en sont la cause commune.

La décision de prendre charge de votre vie émotionnelle, physique et spirituelle, en utilisant les exercices et conseils présentés dans cet ouvrage vous aidera à cheminer vers votre rétablissement."

Hendrik Stins Ham, D. Sc. Homéopathique

Remerciement

Un remerciement spécial à Eliane Gauvin, Evelyn Patterson, Frédéric Morin Bordeleau, Geneviève Chabot, Ginette Laurin, Hendrik Stins Ham, Marcelle Côté, Sébastian Rossiter et SolAnge Gauvin. Livre qui n'aurait pu voir le jour sans votre apport et votre support inconditionnel.

À vous tous je souhaite que la paix puisse vous accompagner à chaque instant de votre Voyage de Vie. Avec gratitude,

Monique Chabot

Table des matières

Avant-propos

Un fou, c'est quelqu'un qui a laissé la souffrance prendre sa place.

Christian Bobin, Prisonnier du berceau, 2005

Ce livre est divisé en trois parties. La première partie relate mon histoire personnelle, la deuxième alors que sur la voie du rétablissement et la troisième présente des outils de transformation encourageant le lecteur à prendre action pour marcher vers sa guérison.

Bien qu'en tant que rêveuse et poète il me soit plus facile de créer des images et des vers que des synthèses, les dernières années ont fait l'objet d'une intense préparation m'amenant peu à peu à entrevoir qu'écrire un livre était du domaine du possible. Écrire - *plus qu'hier et moins que demain* - devenait un besoin pressant afin de partager mes découvertes, actualiser une passion pour l'écriture et aider l'autre à diminuer sa souffrance.

Sachant que mon message puisse apporter du soulagement, et peut-être une solution à un problème faisant souffrir entre 3% et 6%[1] de la population mondiale, il devient impératif d'écrire ce livre. Mon message apportant un élément différent (le vrai pardon) de tout ce que j'ai lu jusqu'à ce jour en marchant sur la route du savoir être "*supposément fibromyalgique*", pour finalement être libérée de sa prison. C'est donc sans prétention mais avec beaucoup d'amour que je vous offre ce livre.

Le chemin de la santé n'est pas celui des souffrances.

Ferdinando Galiani, 1773

L'objectif premier de ce livre est d'offrir aux gens ayant reçu un diagnostic de fibromyalgie l'occasion de jeter un nouveau regard sur leur condition et leur vie. Je désire leur présenter un autre point de vue pouvant les amener à comprendre qu'il est possible de transformer cette "maladie" en regardant à l'intérieur de soi pour y trouver la force de la transcender. Vous avez entendu qu'aucun traitement à ce jour n'a été

---

[1] Suzanne Elvidge BSc (hons), MSc, Statistics : How many people have FMS, http://www.fibromyalgiasyndrome.co.uk/how-many-people-have-fms.html, January 2013

trouvé pour l'enrayer mais seulement la soulager, et souvent partiellement? Le récit suivant apportera de nouveaux éléments qui je l'espère pourront vous indiquer une nouvelle voie à suivre. Celle pouvant vous aider à reprendre possession de votre esprit et de votre corps.

La fibromyalgie est une **condition** mal comprise par certains intervenants du monde médical…mais aussi par bien des gens en souffrant. La nature même de la "maladie" dont la provenance des symptômes est souvent inexplicable et contestée, plus difficile la tâche de trouver un soulagement, ou même, pourquoi pas, de voir disparaitre les maux reliés à cette condition … ce que je sais être à notre portée.

L'acceptation de la maladie comme une décision de l'esprit, dans un but pour lequel il voudrait utiliser le corps, est la base de la guérison. Il en va ainsi de toutes les formes de guérison.

Un cours en Miracles, Manuel pour enseignants, page 19[1]

Mon but est aussi d'attirer l'attention des gens avec la fibromyalgie concernant l'usage classique de la médication prescrite par la médecine traditionnelle, qui à mon avis, offre une "solution" temporaire à la douleur, aux divers problèmes physiques et moraux associés à cette condition. Quoique l'industrie pharmaceutique ait peut-être l'intention d'aider les gens à mieux *supporter* les inconvénients des symptômes associés à cette condition, les tests ne démontrant aucune altération biologique dans la majorité des cas, la plupart de ces médicaments ont des effets secondaires indésirables pour le corps et l'esprit. Ils peuvent parfois aggraver les manifestations, en plus de ne pas s'adresser spécifiquement aux causes véritables et sous-jacentes de la fibromyalgie mais davantage à ses symptômes.

Un de mes plus ambitieux objectifs est celui de vous inspirer à agir courageusement, malgré la douleur et les maux divers. L'engagement sur le chemin de la découverte de soi, opportunité "cachée derrière" cette douleur a un avantage indéniable - *la transformation de*

---

[1] Traduit de l'anglais par Denis Ouellet en collaboration avec Franchita Cattani, Un Cours En Miracles, Foundation for A Cours in Miracles, 2005, éditions du Roseau

l'humanité en, et avec vous. Que vous ayez, ou non, reçu un diagnostic de fibromyalgie, vous serez en mesure de pleinement profiter du récit, des stratégies et outils présentés dans cet ouvrage. Ce livre s'adresse à la partie de l'être qui "sait" vouloir améliorer sa condition et qui est prête à revendiquer son droit à la santé.

Les bienfaits des activités proposées dans ce livre pour améliorer le niveau de qualité de votre vie visent la diminution des symptômes et la possibilité de les éliminer, comme ce fut le cas pour moi. Il est important de prendre note qu'il m'a fallu bien des années pour en arriver à voir la lumière au bout du tunnel. Cette démarche s'inscrit dans un processus qui demande des efforts et du courage sur la voie du rétablissement qui aujourd'hui est couronnée de satisfaction et de réussite.

Je dois tout de même ajouter que les personnes ayant reçu un diagnostic de fibromyalgie sont "privilégiées" puisque l'appel par la voie du Corps ET du Cœur qu'ils ont reçu est UNE PUISSANTE INVITATION à TRANSCENDER leur condition actuelle pour s'engager consciemment sur la voie de la connaissance et de la maîtrise de soi.

Le but ultime de ce livre est de vous permettre de SURPASSER vos limites actuelles avec l'espoir de vous créer une vie exempte de détresse émotionnelle, physique et mentale. D'acquérir une nouvelle foi avec laquelle vous construirez une vie florissante, sans demeurer prisonnier de la douleur, de la dépression et de multiples symptômes qui sont souvent le pain quotidien de la personne ayant reçu un diagnostic de fibromyalgie. Une vie sans espoir de guérison comme beaucoup de gens le pensent après avoir reçu ce diagnostic comme on reçoit une condamnation à la souffrance.

> *Notre interprétation de la réalité détermine en partie ce que nous ressentons, signale Philippe Goffaux. Cette perception dépend de deux choses: ce qui affecte notre système nerveux central et la manière dont notre cerveau traite ces stimuli.*[1]

---

[1] Lasalle David, La fibro c'est pas dans la tête, http://lunaire-iris-des-sens.over-blog.fr/article-la-fibro-c-est-pas-dans-la-tete-72386912.html, 23 avril 2011

Les idées exprimées dans cet ouvrage sont basées sur mes expériences et opinions personnelles et ne comportent aucune intention d'entrer en conflit avec vos croyances. Elles sont tout au plus une indication de ce qui peut être fait pour pallier aux symptômes de la fibromyalgie. Vous devez donc tenir compte de votre bien-être émotif et/ou physique pendant et après la lecture de ce livre.

AVERTISSEMENT : Il est aussi suggéré de consulter votre médecin avant d'entreprendre quelque traitement que ce soit, incluant la mise en application de ce qui est partagé dans le présent ouvrage.

Quoique j'ai eu recours à un rhumatologue, à un naturopathe et herboriste suite au diagnostic, j'ai finalement remédié à la fibromyalgie en devenant consciente de ce qui se cachait derrière le diagnostic. J'ai fait des recherches à ce sujet et je continue d'en faire; j'utilise le bon sens et surtout je vois ce qui fonctionne ou pas pour moi. Ce livre souhaite donc apporter un ensemble cohérent de ressources et techniques qui réunies m'ont permis d'aller vers la guérison, tout en prévenant l'apparition de nouveaux symptômes. Pour cela, j'ai dû remettre HONNÊTEMENT en question mon mode de vie, mes croyances, ma façon de penser et surtout aller au-delà de mes résistances. J'ai dû agir avec COURAGE, malgré les difficultés et la douleur, pour trouver le soulagement aux divers maux.

L'approche spirituelle abordée dans ces pages est libre de croyance religieuse. La référence à l'Esprit, au pur esprit ou à Dieu, exprime la voie des enseignements m'inspirant à me rapprocher de ma destination. Ce qui se résume tout simplement comme étant **Retourner à la maison.**

Les vues et idées exprimées dans cet ouvrage constituent donc mon interprétation et ma compréhension personnelle. Elles ne sous-entendent pas nécessairement l'approbation des détenteurs des droits d'auteur des ouvrages qui y sont cités.

Ce livre est une occasion pour le lecteur de prendre en charge sa vie et de s'engager consciemment sur la voie de la maîtrise de soi et de ses émotions. Il est ainsi suggéré de prendre note de ses observations et de ses réalisations, ce qui est plus que souhaitable car une nécessité pour encourager l'actualisation de son plein potentiel en tant qu'être humain. Je vous invite donc à vous procurer un cahier qui saura vous accompagner dans votre démarche. Inscrire sur sa couverture : "*Recueil de succès et observations*". Voir un exemple proposé à la section Outils de transformation, page 90. À imprimer ou recopier.

Monique Chabot

Introduction

Il est onze heures du soir, un jour de l'année mille neuf cent soixante-sept. Je me prépare pour aller à l'école et alors que je mange des céréales, ma mère me demande, pensant que je suis somnambule: *Dis-moi: que fais-tu? - Je me prépare à aller à l'école. – Non, tu ne peux pas aller à l'école puisqu'il fait nuit!* Je la regarde et je lui demande, *pourquoi dois-je aller le matin seulement?* J'ai douze ans.

C'est ma façon d'exprimer ce que je ressens. La douleur physique me fait déjà perdre le contrôle de mes sens. Une sévère intolérance au lactose sera découverte deux ans plus tard. La douleur existentielle, l'abus sexuel et deux drames de mon enfance au cours desquels un être cher a perdu la vie, font déjà tous partie de ma jeune vie. J'ai soudain le sentiment qu'il y a plus que ce qui m'est enseigné, que cette réalité n'est pas la seule façon de vivre son existence. Je me sens attrapée et limitée mais sans savoir quoi faire pour sortir de cet encadrement circonscrit où la loi du silence s'est installée.

C'est le début d'une grande aventure. La compréhension du Soi par la recherche de moyens pouvant me permettre de transcender mes limites personnelles et saisir la nature du monde où j'évolue. Ce que je découvre c'est le monde de l'égo où l'idée de la dualité règne comme une Reine en son royaume. Un monde où la peur et les interdits sont nombreux, les croyances, limitées ou non rendent difficile la tâche de me souvenir de qui "je suis". Un être qui en réalité est sans tache et sans attache mais avec, ce qui semble une antithèse mais ne l'est pas, un assujettissement total au divin. Ce concept fut très difficile à absorber, étant abstrait et moi-même qui suis attrapée dans la forme de l'illusion de l'égo.

À cette époque de la préadolescence, une attirance particulière pour tout ce qui touche la philosophie et l'ésotérisme m'encouragent à me lancer dans la lecture d'ouvrages divers, dont le premier livre est *Le Troisième Œil* du controversé écrivain, Lobsang Rampa. Je suis fascinée par le voyage astral, par le surnaturel, ainsi que par la possibilité de "voir" la véritable nature de l'homme en allant au-delà de la réalité limitée qui est souvent sienne.

Tu es maintenant des nôtres, Lobsang, me dit mon Guide, au moment où on m'entourait la tête d'un bandeau pour maintenir l'éclat de bois. Jusqu'à la fin de ta vie, tu verras les gens tels qu'ils sont et non plus comme ils font semblant d'être.[1]

Faute de modèle dans mon entourage immédiat pouvant me permettre d'explorer ces avenues, je poursuis mes lectures tout en suivant la voie qui m'est enseignée. En apparence sans haut ni bas et suivant un patron déjà établi: études, emploi stable, rencontre de l'âme sœur, fiançailles, mariage et les enfants. Mais à dix-sept ans je sais déjà que donner la vie à un autre être humain n'est pas pour moi, en plus de savoir ce qui l'attend. Un monde que je considère dangereux, faux et insensé. Cependant, après avoir suivi cette voie pendant dix années là où le drame, la joie passagère, la noirceur, la violence verbale et l'espoir d'une vie meilleure qui se dessine, je retourne finalement à ce qui donne un sens plus profond à ma vie: la recherche de l'autre face de la monnaie appelée la vie, celle que je sais pouvoir contenir la joie durable et un monde meilleur. J'ai 28 ans.

C'est quelques années plus tard que j'expérimente, lors d'une méditation guidée, une première "sortie" hors du corps. Quelle merveille! Je me sens flotter, soulevée très haut, je vois le fil d'Ariane, ou la corde d'argent[2] reliant mon corps physique à, à quoi au juste? Réponse qui vient immédiatement comme étant "Je", mais que je perçois, n'ayant plus mes yeux pour voir, beaucoup "plus grand" que mon corps physique. Le "Je sans forme" est sans limite, sans couleur, sans saveur, seulement une sensation de plénitude dans l'immensité de lumière où je veux demeurer. Je me sens enfin libre mais aussi avec la peur de ne pouvoir revenir dans ce corps qui me semble tellement petit et insignifiant comparé à ce "Je", pensée qui me ramène aussitôt à réintégrer mon corps physique. Ma recherche s'intensifie.

Au cours des années suivantes j'explore différents groupes spirituels mais je ne ressens qu'un intérêt passager; même si dans certains cas j'ai un sentiment de bien-être, il manque quelque chose. Cet appel pour

---

[1] T. Lobsang Rampa, Le Troisième Œil, page 130, 1956

[2] Fil d'Ariane, ou cordon d'argent reliant le corps physique à l'astral. T. Lobsang Rampa, Le troisième oeil, pages 125 et 126, 1956

quelque chose de distinct de l'appris, ce désir de trouver ce chaînon manquant est omniprésent. Faute de le trouver, j'adopte finalement le rôle de la brebis colorée, celle qui essaie de bondir plus haut que les autres, de se distinguer du troupeau auquel elle appartient, ne pouvant s'identifier aux autres. Je choisis ainsi de "m'effacer" sous le masque de l'originalité en devenant maître dans l'art d'altérer mon apparence pour mieux m'adapter à la vie. Quoique mon apparence extérieure fait des envieux par l'originalité des habits, je me fis attraper par cette mascarade jusqu'au point de voir presque disparaitre l'être intérieur devenu incolore, avec comme résultat une identité davantage séparée et loin du ressenti. Je me fatigue de ce rôle et de poursuivre sur une route menant à une existence superficielle vécue dans la médiocrité. Je refuse une vie vide de sens dont le seul but semble de survivre dans un monde que je perçois dysfonctionnel et que je considère inapte à l'être divin que je sais intuitivement être...sans toutefois savoir comment l'actualiser et évoluer en tant que tel. Bien qu'une peur non identifiée et une culpabilité non reconnue soient à l'origine du malaise, une pression se fait de plus en plus sentir. Je prendrai conscience de cela seulement quelques années plus tard.

À l'instant précis où je me noie dans la mer du mensonge de l'égo, la position insupportable dans laquelle je me trouve me fait prendre un tournant de cent quatre-vingts degrés. Je décide alors consciemment de prendre les rênes de ma vie, de dominer les émotions et les pensées envahissant le corps et l'esprit. Une poussée intérieure venant des profondeurs de la conscience, inconsciente d'elle-même, fait maintenant pression sur l'égo qui se sent menacé. Une pression qui s'intensifie. J'ai trente trois ans.

PREMIÈRE PARTIE

À la recherche
du
Soi enfoui

Chapitre 1 Un puissant tournant

Suite au programme *"Se ré orienter"*, offert par la compagnie de communication où je travaille, je rencontre un conseiller en orientation. Un retour aux études s'en suivi. Tout en ignorant où cela me mènera, je me sais cependant être sur la bonne voie, cette conviction sous forme d'assurance qui ne laisse place à aucun doute.

Quelques mois plus tard, et travaillant comme agente de qualité pour la même compagnie, j'assiste à une conférence organisée dans le cadre du mois de la Qualité. Un film - *Changement de Paradigme de Joël Barker*, et commenté par le consultant Lawrence JE. Poole[1], y est présenté. Tout en restant attentive aux commentaires de Monsieur Poole, j'entre soudainement dans un espace au-delà des paroles de l'orateur, endroit où j'ai la certitude que je suis BEAUCOUP plus que ce que j'ai cru jusqu'à ce jour. Je venais de jeter un autre regard sur l'infini sans dualité et les paroles du commentateur reflètent ce que mon esprit perçoit maintenant comme pouvant exister en ce lieu, RIEN et TOUT à la fois. Langage difficile à décrire mais que "Je" comprends sans avoir à passer par le rationnel de l'esprit humain. Un appel de l'âme sans équivoque.

Cette réalisation m'enjoint à vouloir en savoir plus au sujet de l'orateur et de sa compagne Suzy Ethier[2], consultants pour la compagnie où je travaille à Montréal depuis quinze ans déjà. C'est cependant à titre personnel que je deviens une fervente croyante de la puissance de leur enseignement qui m'accompagne pendant plusieurs années. Au départ en consultation privée, cet accompagnement se transforma en une relation privilégiée d'amitié, d'élève et de mentor. À ce moment je commence à peine à entrevoir ce que ça peut représenter de suivre la "voie qui a un cœur"[3] mais pour laquelle je suis déjà fascinée, ayant répondu à son appel un an auparavant.

> *Regardez chaque chemin étroitement et délibérément,*
> *Alors posez-vous cette question cruciale:*

---

[1] Poole Lawrence, accueil, http://www.lawrencepoole.com/, consulté en Mars 2014
[2] Ethier Suzy, biographie, http://www.consult-iidc.com/francais/quinous/fsuzy.htm, Décembre 2008
[3] Castaneda Carlos, article, Ce chemin a-t-il un cœur, lejour-et-lanuit.over-blog.com, 18 Septembre 2012

Ce chemin a-t-il un cœur?
Dans l'affirmative, le chemin est bon.
Sinon, il n'est d'aucune utilité.

Carlos Castaneda

Suivre le chemin qui a du cœur, vivre avec intention, se réinventer et récupérer la mémoire du "Je" unifié apporte une autre dimension à mes actions et donne une nouvelle direction à ma vie. C'est donc par la pratique d'exercices et d'outils stratégiquement développés par IIDC[1] qu'un changement de perception de mon paradigme existant, à l'époque majoritairement réactif, prend place peu à peu.

1.1 L'explosion du paradigme existant

Mars 1992, mon premier voyage sous les tropiques, au Costa Rica. WOW! Des paysages à vous couper le souffle, une nature exubérante, des plages merveilleuses, des microclimats, l'accueil chaleureux des habitants, de quoi faire éclater la vision limitée de mon quotidien. Je suis en pleine euphorie!

L'émerveillement que je ressens et que j'exprime à chaque tournant de ce voyage est l'assurance que ma vie vient d'acquérir une nouvelle profondeur. Le plus étrange est la sensation, en posant les pieds sur le sol costaricien, de revenir "à la maison". Loin de moi cependant de penser que j'y serai à nouveau six mois plus tard avec comme seul bagage, deux immenses valises, mon saxophone et un désir sans équivoque de découvrir qui je suis. Bien au-delà de ma vision limitée du monde et des bornes imposées par la société où j'ai vécu jusqu'à ce jour.

1.2 Le saut dans l'inconnu

La décision de laisser derrière moi l'environnement familier de Montréal pour sauter dans l'inconnu en voyageant au Costa Rica fut facile à prendre. Cette décision était basée sur la certitude de me laisser guider par l'Esprit m'offrant une paix intérieure sans questionnement. J'agis donc dans cette direction où tout prend place à une vitesse effarante. Une vente de garage, deux célébrations organisées par des amis et compagnons de travail soulignent ce que je laisse derrière moi, mais

---

[1] Poole Lawrence; Suzy Ethier, accueil, http://www.consult-iidc.com, Mai 2007

aussi ce vers quoi je me dirige. Joie, excitation et la certitude que je mourrai à une façon de vivre pour renaître à quelque chose de plus puissant et important: la connaissance de qui je suis mis au service de l'ensemble. Résultats qui s'avérèrent dépasser ce que j'aurais pu imaginer même dans mes rêves les plus fous!

Une énergie accrue, un sentiment d'amour et une passion sans borne pour la vie m'habitent. Je sais que je fais la bonne chose même si des gens autour de moi doutent de ma santé mentale lorsque je laisse derrière moi un bon emploi, des amis, un amoureux et la sécurité d'une vieillesse financièrement assurée. C'est ce dernier aspect qui me permet finalement de briser les chaines du paradigme familial et social. Modèle dont la puissance me faisait croire que sacrifier mon potentiel créateur au profit de la sécurité financière était une nécessité pour mériter le statut "de vie réussie".

J'ai vécu ce processus de changement quelques années auparavant. En voici le récit.

Par un beau matin ensoleillé d'été québécois, je me lève avec l'intention de faire quelque chose qui m'apporte de la joie car je me sens triste, ce qui survient très souvent, trop souvent à mon goût: moments de déprime, douleurs variées et constantes, menstruations difficiles et un sentiment persistant d'être au mauvais endroit, avec l'envie d'éclater. Je me présente tout de même au travail, car je m'absente très rarement malgré mes problèmes de santé, pour trouver une mauvaise surprise à mon arrivée.

Mon patron étant en vacances, son superviseur m'annonce qu'il doit me transférer dans un autre département car il a un urgent besoin de quelqu'un à cet endroit. Il s'agit du seul poste dans toute la compagnie que j'avais identifié, lors du programme *Se réorienter* de 1988, comme étant mon dernier choix de travail. Je suis abasourdie par cette nouvelle! Je rentre chez-moi avec la ferme intention de ne pas me présenter au travail le lendemain, ce que j'ai déjà mentionné au directeur en charge. J'ai besoin de temps pour réfléchir à tout cela, quoiqu'il m'a déjà signalé ne pas avoir le choix d'accepter "son offre". Après toutes ces années de service et d'efforts pour me réorienter, ne serait-ce qu'à l'intérieur de cette corporation, j'ai besoin de faire le point tout en demandant à l'Esprit d'éclairer mes pensées afin de faire le meilleur choix quant à la voie à suivre.

Je me procure une excellente bouteille de vin, je danse au son de la musique de Gipsy King. Tension, la danse étant une de mes passions et un EXCELLENT moyen pour mieux gérer ma réponse au stress et aux douleurs. Je prends ensuite un livre dans ma bibliothèque, "*Le Plus grand Miracle du Monde*" de Og Mandino, je l'ouvre au hasard pour y lire:

> *Tu pleures parce que ton potentiel a été changé pour la sécurité.*[1]

Demandez et vous recevrez, BINGO! Une réponse qui ne laisse place à aucun doute. Je suis euphorique! – non, pas à cause du vin ☺ mais du bien-être que je ressens à lire ces mots. Je me présente donc le surlendemain au bureau, je remercie le superviseur de mon patron qui est surpris par ce geste vu ma réaction de désarroi à l'annonce du transfert et je lui dis – *Merci de m'avoir offert l'opportunité de prendre une décision, à savoir qu'un jour je ferais autre chose en quittant cette compagnie.* – Il me répond, - *Toi, comme les autres, tu es prise par ta sécurité et tu resteras ici!* Je quitte son bureau en souriant intérieurement☺. Quatre ans plus tard, il est parmi une quarantaine de personnes me chantant la belle chanson suivante, sur l'air de "Mammy Bleu" - chanson originale écrite par Hubert Yves Adrian Giraud et popularisée par plusieurs chanteurs - durant la fête de départ organisée par mes compagnons de travail suite à ma décision d'aller étudier au Costa Rica. Je suis vraiment touchée par cette initiative et par cette démonstration musicale et amicale.

Quel beau rêve que Costa Rica, Monique ♪
Quel feeling que de s'payer ça, Monique ♪
Tu sais pas mal ce que tu feras
Là-bas…

Depuis que t'as décidé d'partir, Monique ♪

---

[1] Mandino Og, Le Plus Grand Miracle du Monde, http://godieu.com/doc/memoramdum/og_mandino_memoramdum_de_dieu.html, 26 Juillet 2008

Le bureau t'as hâte d'en finir, Monique ♪
Sur une plage tu t' vois déjà frire
Pas pire…
Refrain…

La mer, les montagnes et les plaines, Monique ♪
L'adaptation se f'ra sans peine, Monique ♪
Qui sait ! Dev'nir costaricienne
L'Eden…

Tu sauras apprendre l'espagnol, Monique ♪
Tout en explorant sans bagnole, Monique ♪
Un' préparation pour l'école
Pas folle…
Refrain…

Créative et déterminée, Monique ♪
Voyant toujours plus loin qu'ton nez, Monique ♪
Enfin du temps pour méditer
Tripper…

Et voilà qu'on compte à rebours, Monique ♪
Que bientôt ce sera ton tour, Monique ♪
De vivr' ce bonheur coûte que coûte
C't'boutte…
Refrain…

Y va t'falloir ben du fric…
Pour vraiment réussir ton trip…
Y va t'falloir ben du fric…
Pour nous quitter si vite.

Refrain…
ô Monique… ô Monique, Monique Blue…! (Bis) ♪♪

… Et devinez quoi?…je NE fus jamais mutée à ce fameux poste!
L'Esprit est bon ☺!

C'est un programme de retour aux études, offert par cette même compagnie pour une période de quatre ans, qui me permettra de quitter la compagnie et de faire le saut dans l'inconnu au Costa Rica. Dans ce pays, très peu de gens parlent le français et je ne parle ni l'espagnol, ni l'anglais, deux langues que j'apprendrai en même temps. Un beau défi devant moi. Des défis, je connais ça car toujours entrain d'en relever un au tournant d'une difficulté et souvent encouragée par cette voix intérieure qui dit – *Difficile de faire un pas de plus? Qu'à cela ne tienne, je sais que tu trouveras une solution!* C'est ma façon de me dépasser et d'avancer malgré cette peur intérieure, un mal existentiel présent depuis ma plus tendre enfance. J'ai trente-sept ans.

Chapitre 2   Se transformer via une tâche plus grande que soi

Le 11 Octobre 1992, c'est la première fois que je suis en pleine possession de mon temps après dix-huit ans de travail de 9 à 5! Je ne peux pas y croire! Chanceuse que je suis! Mon Dieu, que vais-je faire? C'est fou comme c'est bon!!! Enfin du temps pour moi, juste pour penser, savourer mon thé le matin, faire des exercices, étudier une nouvelle langue... prendre le temps de me réinventer quoi! Youpi! Libre, enfin libre! C'est merveilleux! Je dois me pincer, ouche! .... Ce que je ferai assez souvent d'ailleurs dans les premières années pour me rappeler où je suis ☺.

Comparativement à la stabilité qu'offrait un emploi régulier et ne connaissant personne ayant fait quelque chose de semblable, cette nouvelle aventure est pour moi de taille. Je n'ai aucun point de repère. C'est quand je pense aux copains et à la famille qui eux sont au boulot que je ne doute plus que je suis en effet entrain de vivre cet énorme changement où le plus souvent je me sens au paradis. C'est une opportunité que j'ai moi-même créée en choisissant consciemment de retrouver la mémoire de qui JE SUIS au-delà des apparences.

C'est un temps de réorganisation. Six premières semaines pour étudier l'Espagnol, le temps de vivre ce changement, puis ensuite la recherche d'un appartement occupent tout mon temps. Quoiqu'il soit difficile de demander ce que j'aime manger faute de ne pouvoir m'exprimer dans la langue du pays, c'est la recherche d'une nouvelle demeure qui est une véritable aventure. Aucune adresse civique écrite sur les maisons et très peu de nom de rues, sauf des indications telles que – 50 mètres à l'ouest et 100 mètres au sud du magasin *La Fiesta*, ou pire encore, de l'ancienne pharmacie appelée, à l'époque !?!, *Pharmacie "Xiomara"*. La tension augmente.

La pression causée par l'adaptation à ce nouvel environnement où TOUT est différent du connu québécois, la fatigue, la déprime et les douleurs au dos s'intensifient. Le stress de l'apprentissage d'une nouvelle langue et le besoin de traverser toute la ville avec ses nombreux autocars créant la contamination, sans oublier la pression que je m'impose à apprendre l'espagnol afin de commencer l'université en tourisme quatre mois plus tard, mon système nerveux s'en ressent grandement. Je suis épuisée et je rêve d'un moment de tranquillité loin de la ville, ce que je m'offre pour quelques jours dans la montagne de Turrialba.

Quel bonheur! Je me retrouve dans l'hôtel de la montagne qui fut le témoin silencieux de la certitude que je reviendrais au Costa Rica un jour, et m'y revoilà après moins d'un an de ma première visite. Une JOIE retrouvée! Un repos bien mérité avant d'entreprendre les études à l'université en tourisme...qui se dérouleront en espagnol. J'ai trente-huit ans.

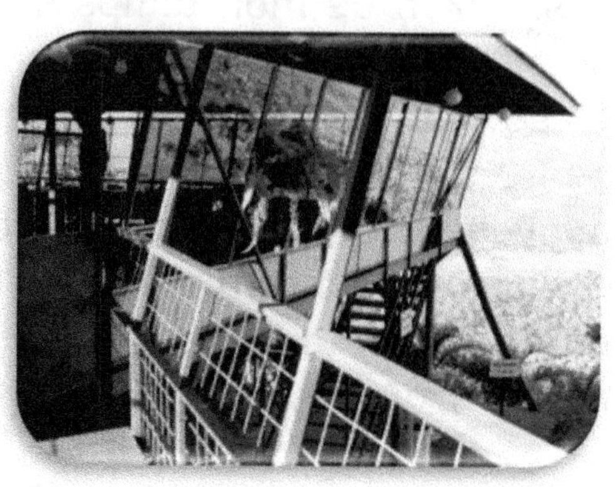

Belvédère de l'hôtel de montagne, le Pochotel surplombant la ville de Turrialba.

Conjointement avec les études j'explore la possibilité de créer une nouvelle fondation, à but non lucratif, pour le développement du tourisme pour les personnes handicapées. Influence du temps où j'ai agi comme bénévole accompagnatrice au Québec dans un centre de réhabilitation de Montréal en 1970, et plus tard de mon expérience avec l'organisation Kéroul[1] dont le président était Lawrence J-E Poole et avec qui j'ai voyagé pour la première fois au Costa Rica en mars 1992. Étant lui-même utilisateur d'un fauteuil roulant, j'ai eu l'occasion d'observer la difficulté et les embuches auxquelles les personnes avec mobilité réduite doivent faire face pour avoir accès aux beautés de la nature de ce pays. De penser que ses propres habitants avec un handicap physique ne puissent pas avoir accès à celles-ci m'apparait une injustice à être corrigée. Cette tâche résonne donc en moi comme étant de grande importance, ce à quoi je me consacre bénévolement pendant huit ans. Je me spécialise ensuite dans la préparation d'itinéraires personnalisés pour les visiteurs à CPR (capacité physique restreinte) désireux de visiter ce magnifique pays.

Le travail de développement du tourisme pour visiteurs à CPR et mon rôle d'agent de liaison entre le centre costaricien et canadien de l'IIDC[2],

---

[1] Organisation Kéroul, Tourisme et culture pour la personne à capacité physique restreinte, http://www.keroul.qc.ca, Mars 2014
[2] Institut international de développement créatif.

où l'on enseigne la Science de la Créativité, me permettent de faire des pas de géant dans la compréhension de cet univers, en commençant par la transformation de mon propre monde intérieur avec l'application des principes de la Théophysique[1].

En apprenant à contenir notre énergie et à la canaliser dans une intention créative, nous pouvons diriger notre évolution de manière précise et accélérer notre croissance spirituelle.[2]

Lawrence J-E Poole et Suzy Ethier

Je vis plusieurs années de bonheur, de dépassement et autant d'occasions pour me réinventer s'en suivirent. Des instants magiques au Costa Rica, tels que :

- Le voyage en Argentine, comme représentante du Québec (Kéroul) et du Costa Rica (KostaRoda) pour le développement du tourisme pour personnes à CPR, en 1993.
- L'octroi de mon permis de résidence en 1996 par le gouvernement costaricien, reconnaissant mon travail sur le terrain pour ouvrir les portes du tourisme aux personnes à CPR (capacité physique restreinte).
- La préparation d'itinéraires personnalisés, incluant pour le touriste à CPR.
- L'accompagnement de touristes en excursion.
- Les formations en développement personnel de la force ouvrière du Costa Rica, dont l'équipe du B&B Casa Laurin[3] du Costa Rica en 2010.
- La montée du Mont Chirripó de 3824m de hauteur, avec le premier groupe de

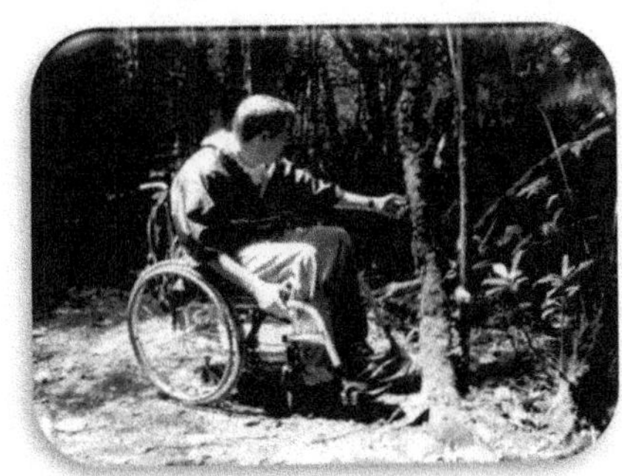

Matthew visitant une réserve privée du parque Braulio Carrio.

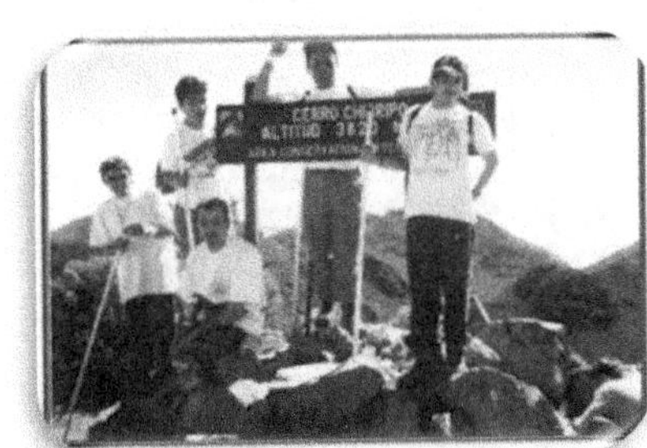

Premier group de visiteurs à CPR à monter le Mont Chirripó.

1 Poole Lawrence; Suzy Ethier, Une science de créativité, http://www.consult-iidc.com/francais/science/f-entrescience.htm, 30 Juin 2006
2 Poole Lawrence; Suzy Ethier, Investissez dans votre capital créatif, 2003, pg 200
3 B&B Casa Laurin, http://www.casalaurin.com, 2014

touristes avec une déficience visuelle, en 2001.
- L'édification de la maison de La Quinta Olmeca de l'IIDC en 2007.

… Tous ces projets ont été des activités et évènements importants permettant une transformation personnelle tout en aidant le Costa Rica à devenir plus accessible aux personnes à CPR, en plus de faciliter le séjour des participants aux différentes formations de L'IIDC.

Malgré mes efforts, malgré les LONGGGGS moments où je vis le paradis sur terre et où je peux manifester facilement ce que je veux, je vis un malaise de plus en plus dérangeant. J'expérimente de plus en plus de douleurs et maux divers; quelque chose manque à ma démarche. J'ai cinquante et un ans.

Chapitre 3   L'éclatement, rien ne va plus

Je me retrouve à maintes reprises avec un sentiment de vide intérieur, un sentiment, tout comme à 12 ans, il doit bien y avoir quelque chose d'autre que je me DOIS de faire, quelque chose DE PLUS pour que mes actions puissent refléter ce à quoi je crois: *Que la paix intérieure soit accessible à tous*. Quoique je me sente toujours accompagnée par l'Esprit dans ma démarche, j'entre de plus en plus dans un état d'instabilité parce que je me condamne de plus en plus et que mes questions restent sans réponse.

> *Pourquoi reviens-je sans cesse à ces moments de détresse?*
> *Quelle est la nature de ce vide, de cette tristesse?*
> *Qu'y-a-t-il derrière ces douleurs physiques?*
> *La paix intérieure étant un droit, pourquoi y-a-t-il tant de violence et de guerres? Etc.*

Questions non résolues ayant comme résultat la prise de mauvaises décisions et l'augmentation de maux physiques. Je me sens limitée et loin de suivre le chemin possédant un cœur. Je poursuis ma route dans la même direction mais je me sens de plus en plus mal, et dans mon corps et dans mon esprit.

3.1 Le diagnostic

Ayant de plus en plus de difficulté à compléter mes journées, la fatigue allant en augmentant et une faiblesse dans les jambes, je me décide à consulter un médecin à l'étranger car les multiples examens médicaux réalisés localement sont tous sans faille et n'apportent donc aucune explication aux maux que j'expérimente. Après plusieurs mois d'attente et qu'une équipe de médecins des États-Unis ait consulté mon dossier médical, deux pistes possibles sont suggérées: fibromyalgie ou sclérose en plaques.

De retour à la case départ et à la recherche d'un médecin sur le sol costaricien pouvant m'orienter, je contacte un rhumatologue de la capitale dont le bureau est situé à trois heures de route de mon lieu de résidence. Une visite à son cabinet dure quatre-vingt-dix minutes dans une ambiance de calme et d'écoute, une rareté dans mon expérience du système médical. Enfin quelqu'un qui est prêt à aider plutôt que de prescrire de la médication pour faire disparaitre les symptômes, et oups au suivant! Ou encore pire, étant là pour reprocher ou traiter avec condescendance.

Cette rencontre a comme résultat d'offrir une explication détaillée des causes possibles de la condition fibromyalgique, incluant l'étude de l'histoire familiale et personnelle. Cette consultation mentionne aussi ce qui peut être fait pour soulager les maux et aider le patient à améliorer sa qualité de vie. Je crois déjà faire le maximum dans cette direction, les paroles du médecin me semblent donc davantage une sentence qu'un ajout à ma vie. Voici donc les suggestions du docteur:

- **M'assurer d'une meilleure qualité de sommeil** en prenant une médication pour m'y aider, ce que je refuse (je dors de 7 à 8 heures par nuit, toutefois je me lève déjà fatiguée). J'opte donc pour le thé de tilleul car je préconise depuis longtemps la médecine naturelle, chaque fois qu'il est possible d'éviter la prise de médicaments allopathiques.
- **Réduire mes activités en éliminant celles me causant le plus de stress.** Étant une personne active, travaillant des horaires de 10 à 12 heures par jour, offrant de mon temps à diverses causes, etc., je désire poursuivre ce style de vie.
- **Faire de l'exercice.** Faisant déjà de l'exercice de 5 à 6 jours par semaine, dont un art martial pour lequel je dois faire trois heures de route vers la capitale à chaque semaine, je m'interroge et me demande quoi faire de plus.

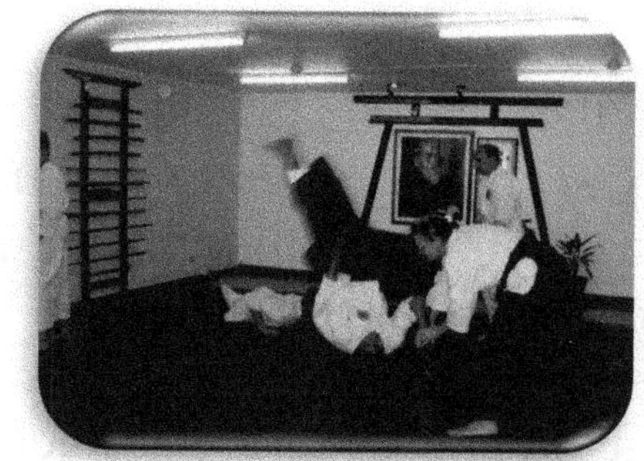

Durant un cours de Aïkido en 2006

Ces deux derniers points sont comme si on me demandait d'arrêter de vivre quoi! C'est hors de question! De plus, je me refuse à voir l'étiquette FIBROMYALGIQUE se coller à ma vie.

Interrogeons-nous sur la question de la question (?) même de la fibromyalgie. Oui, elle est langage du corps et oui elle

> *entre dans ce "no man's land" des "Troubles fonctionnels".*
> *Elle peut en être un modèle. Alors faut-il donner un nom aux*
> *troubles fonctionnels? Et pourquoi l'Homme a-t-il ce besoin*
> *de nommer?[1]*

Je poursuis donc en étant plus consciente des enjeux et je me tourne vers la recherche pour en apprendre davantage sur cette condition. Même si j'éprouve ces malaises et que par moments je me sens dépassée par ceux-ci, j'ai tout de même appris à les gérer en faisant face à la douleur et à l'anxiété au cours des vingt-cinq dernières années...

Trois mois plus tard, deux évènements se produiront, dont un accident de bus, qui changeront ma façon de voir ma situation et la vie.

3.2 L'accident de bus

Dans la ville où je demeure, San Isidro del General, les gens gagnent en moyenne $400us par mois. Je commence alors à envisager un déménagement dans la capitale San José car il est de plus en plus difficile de clore les fins de mois. Mon approche pour la réalisation, ou non, d'un tel projet est basée sur plusieurs facteurs dont voici le résumé.

Tout d'abord, mes services professionnels s'adressent principalement à la clientèle de la communauté costaricienne, une population habituée à recevoir des formations subventionnées par le gouvernement. Cependant, celui-ci prend de l'ampleur dans la capitale, avec l'émergence de compagnies offrant des formations à différents types de clientèle. De plus, l'accès à des formations me permettant de poursuivre mon éducation dans ce domaine est très limité à San Isidro del General, sinon inexistant.

Mes nombreux déplacements vers la capitale pour mes cours d'art martiaux sont donc aussi l'occasion d'explorer le marché du développement personnel et le style de vie dans cette ville. Tous ces voyages commencent cependant à me peser. Je suis fatiguée et les

---

[1] LORIN Dr Fabrice, Fibromyalgie: le point de vue du psychiatre,
http://www.psychiatriemed.com/fabrice_lorin_fibromyalgie_vue_par_le_psychiatre.php, consulté en Avril 2014

cordons de la bourse se resserrent. Les douleurs dans mes jambes s'accentuent. J'ai dû, il y a quelques mois, refuser un contrat de guide touristique pour un groupe de visiteurs venus du Québec, travail que je réalisais depuis plusieurs années déjà. Ce contrat aurait été le bienvenu économiquement parlant!

Plus tard, par un beau matin ensoleillé, en attendant mes compagnons d'arts martiaux, je décide de danser comme activité d'échauffement. Juste avant le début du cours, alors que je fais un dernier étirement, le muscle d'un de mes mollets se contracte violemment. Il me faut mettre de la glace pour pouvoir marcher deux heures plus tard, avec l'aide d'une "canne" de fortune[1].

Je prends donc le reste de la journée pour me reposer tout en pensant que le lendemain sera une journée pour aller visiter quelques quartiers de la capitale où j'aimerais possiblement m'installer. La douleur étant moins grande, quoique marchant toujours à l'aide de la "canne", je décide d'accompagner une autre Canadienne demeurant à l'hôtel où je suis pour explorer les environs. Elle ne parle pas l'espagnol mais anglais et elle a besoin d'une interprète; j'accepte ce rôle avec joie.

Nous prenons donc le bus près de l'hôtel où nous demeurons. Le transport en commun devient une bonne alternative car j'ai encore de la difficulté à marcher. À peine deux coins de rue plus loin, le bus dans lequel nous sommes entre en collision avec un autre bus qui a passé sur le feu rouge à cette intersection. Je peux voir que nous passons au feu vert puisque je suis assise aux "premières loges"...et qu'il n'y aucune protection pour m'arrêter. Sur l'impact, mon corps vole vers le pare-brise qui éclate sous le choc de la collision avec l'autre bus. Je vois tout cela au ralenti et juste avant d'atteindre le pare-brise mon corps se tourne à 90° car fortement tiré vers la gauche par une force "invisible". Il frappe de plein fouet un appui-bras métallique se faisant arrêter dans sa course au niveau du plexus solaire. Je perds conscience du temps et de mon environnement et je me retrouve assise parterre dans l'allée du bus reprenant mes sens peu à peu. Je ressens une douleur fulgurante au niveau du cœur, j'ai du mal à respirer.

---

[1] Shinai, bâton utilisé dans la pratique du Kendo, - *la voie du sabre qui est la version moderne du kenjutsu* - art que j'ai aussi commencé à pratiquer.

Quelque chose d'extraordinaire survient alors…

En montant dans ce bus, j'ai eu l'intuition de m'assoir ailleurs qu'à cet endroit, intuition que je ne suivis pas. Au moment de l'impact le "Je" voyant le corps s'envoler comprend la raison de cet accident: un autre accident survenu à mes 5 ans – mon cousin que je poursuivais en jeu s'est noyé. Je vois en cela que le temps est venu de revisiter cet évènement et de l'apporter à la lumière de la conscience. C'est le temps d'éliminer non seulement la culpabilité "attrapée" dans le corps émotionnel mais aussi de pardonner. Il ne s'agit pas du pardon dont j'ai entendu parler durant mon enfance, mais le pardon à un autre niveau, soit là où la faute imaginaire réside. Nous en reparlerons plus en détail aux chapitres six, sept et huit, à savoir comment je fais pour y travailler.

Impossible de faire des exercices et pas en mesure de travailler comme je le faisais avant l'accident. Subvenir à mes besoins est encore plus ardu car j'ai de la difficulté à marcher et je ressens une grande fatigue. Mon moral s'en ressent, et quoique j'essaie de me maintenir à flot sachant que TOUT passe, je continue ma route mais pas avec la même ferveur. Habituée à me débrouiller et à relever des défis, je poursuis mes recherches tout en envisageant de me trouver un emploi. Quelques mois plus tard je m'associe à deux autres personnes formant une nouvelle entreprise. J'entre alors dans cette aventure en laissant la passion de côté pour générer des fonds compte tenu de ma situation économique; entreprise vouée à l'avance à l'échec puisque je dévie de la voie du cœur. J'y mets cependant toute mon énergie mais malgré mes efforts je finis par comprendre qu'il devient impossible de poursuivre de la sorte en me mentant à moi-même. Période où je commence à éprouver des douleurs intenses et soudaines m'arrachant des cris de douleur qu'il m'est impossible de retenir. Très embarrassant.

Cet accident est certainement un avantage de plus dans ma vie puisqu'il m'oblige à arrêter. C'est seulement après le coup de "GRÂCE" que j'arrête finalement mon élan et que j'entreprends la tâche de regarder de TRÈS PRÈS ce qui se passe, physiquement, émotionnellement et spirituellement.

3.3 Le coup de "Grâce"

Un an plus tard et après plusieurs mois de travail ardu à m'occuper de la rénovation d'une maison, j'apprends que ma mère est très malade d'un cancer avec lequel elle se bat depuis deux ans. Je mets la dernière touche à la nouvelle construction et je m'envole vers Montréal. C'est une visite de deux mois où les hauts et les bas, les retrouvailles avec la famille, les amis et les émotions diverses se suivent à une vitesse laissant peu d'espace et de temps pour réfléchir et me reposer. Une période intense et déséquilibrante.

La mort de maman survient en août 2007, à peine quelques jours avant mon retour dans mon pays d'adoption, le Costa Rica. De retour dans la nouvelle maison reconstruite, je suis épuisée. Le contrecoup du décès de ma mère, puis le vol de mon ordinateur à mon retour, l'isolement sur un hectare de terre et le manque de travail a finalement eu raison…de ma raison.

Coup de grâce où rien ne va plus. J'ai 53 ans.

Je remets TOUT en question et je suis décidée à trouver des solutions mais j'ignore vraiment par où commencer. Ma croyance est que le travail spirituel des dernières années combiné avec le sentiment de me savoir accompagnée par l'Esprit "auraient dû" permettre ma récupération, tant au niveau physique qu'émotionnel…ce qui n'était évidemment pas le cas ☺. Ce qui clocha était le sentiment de *honte* sous-jacent et relié à mes actions, ainsi que la *reprise du contrôle* par moi de ce qu'il appartient à l'Esprit de gérer. Ne vous y méprenez pas! Il est définitivement souhaitable de prendre action et de demander de l'aide lorsque la situation le demande. Mais pas à n'importe qui, pas plus que n'importe comment. Il est nécessaire de prendre une *pause* pour voir plus clair, de faire confiance en notre pouvoir d'attirer à nous les outils et les réponses aux questions.

L'esprit, le cœur et le corps en chamaillent je choisie de prendre le temps de laisser au temps le temps de faire son temps. Suivent deux mois d'introspection entourée d'une belle nature et de lectures diverses. Je peux enfin jouir de ce temps d'arrêt et de la beauté qui m'entoure, ne me laissant plus guider par les apparences et les "je devrais"… travailler, gagner ma vie, faire quelque chose pour… quand tout autour de moi m'enjoint à arrêter, à méditer… et à m'accueillir dans l'amour du moment présent, telle que je suis.

Peace Pilgrim, un livre qui m'est d'une grande inspiration. Pèlerin de Paix en français, - *Sa vie et son oeuvre dans ses propres mots.*[1] C'est l'histoire d'une dame qui marcha pendant vingt-huit ans avec comme seul bagage les vêtements qu'elle avait sur le dos: un crayon et un bloc notes dans une de ses poches et une brosse à dent dans l'autre…un point c'est tout. Son histoire et sa sagesse me permettent de m'engager de nouveau sur la voie possédant un cœur. Comprenant et assimilant à un niveau plus profond de la conscience la notion que ce n'est pas le corps qui est "malade" mais bien l'esprit, je modifie mon attitude une fois de plus.

Avoir une bonne attitude face à la vie …

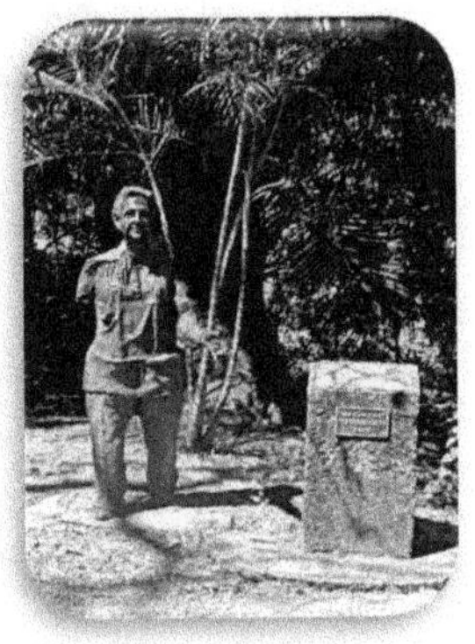

Bronze de Pèlerin de Paix. Photo prise sur le site des Nations Unies de l'Université de La

Cela signifie: cessez de vous évader! Cessez de vivre superficiellement. Il y a des millions de gens qui restent à la surface des choses et qui ne trouvent jamais rien qui en vaille vraiment la peine. Soyez prêts à affronter la vie directement et regardez au-delà des apparences, là où les vérités et les réalités sont présentes. Pèlerin de Paix[2]

Cette compréhension et ce livre, tout comme le travail que j'entreprends avec l'aide de la Technique appelée EFT [3] , en anglais Emotional Freedom Technique, m'aident à percevoir la lumière au bout du tunnel.

Ce travail m'amène tout doucement à entrevoir l'origine du "mal-aises" existentiel vécu depuis ma tendre enfance. Un sentiment de honte inconscient (face à l'abus, la noyade de mon cousin, la séparation de

---

[1] Je vous invite à le télécharger gratuitement à l'adresse suivante: Bruce Nichols et Daniel Simard, Pélerin de Paix, *www.peacepilgrim.org/fr* , Mars 2012. Peace Pilgrim, *www.peacepilgrim.org*, March 2014. Peregrina de Paz, *www.peacepilgrim.org/peregrina/aframe.htm*, Marzo 2010

[2] Pèlerin de Paix, Sa vie et son œuvre, page 14, Mars 2012

[3] Voir la section Outils de Transformation, **EFT Emplacement des 9 points en racourci** expliquant brièvement cette méthode, Page 83. Cette technique, dont l'auteur Gary Craig la décrit comme étant "un pont menant au pays de la paix personnelle" et basé sur l'énoncé suivant – *La cause de toute émotion négative est une perturbation du système énergétique corporel.* Gary Craig

Dieu, etc.) qui crée un jugement ressenti comme une faute, réelle ou imaginaire, m'empêchant de vivre pleinement et d'actualiser mon plein potentiel. Ce sentiment de honte est un appel à la vulnérabilité, une mise à nu de mes émotions dont l'existence est soudainement reconnue, les sentiments acceptés et puis transcendés. Un espace où les besoins réels commencent à émerger, une conscience accrue de ce qui est ma véritable identité, celle qui accepte finalement d'arrêter de "jouer petit", de se limiter et de souffrir.

> *La vulnérabilité est le lieu de naissance de l'innovation, de la créativité et du changement.*
>
> *Brené Brown*

DEUXIÈME PARTIE

Sur la voie

du

rétablissement

Chapitre 4   Sortir du cercle vicieux de la douleur

La douleur, quelle soit mentale ou physique, celle cachant potentiellement les réponses à nos "mal-aises", fait partie d'une de nos zones de confort. *"La vie commence à la fin de votre zone de confort"*, Neale Donald Walsch[1]. Osez sortir de cette zone où il y *"a du confort même dans le malaise"* en prenant le risque de découvrir ces réponses. Car même si habitués à "vivre et faire avec", la douleur devient un bouclier qui inconsciemment nous empêche de voir ce qui s'y cache pour enfin sortir de son emprise. Quoiqu'elle a pu nous protéger pendant très longtemps dans le passé, elle peut aussi se transformer en une prison nous enfonçant de plus en plus dans un vide intérieur pouvant mener à la dépression. Devenus prisonniers de la douleur, nous ne pouvons plus penser correctement et avoir une perception juste de ce qui survient dans nos vies, pas plus que d'être en mesure d'agir avec sagesse. Tout est altéré par cette perception hyper sensible. Ce que l'on voit, ce que l'on entend, ce que l'on ressent est teinté par le voile de celle-ci. Quoiqu'il y ait de bons et de mauvais jours, cette épée de Damoclès, appelée douleur, est une menace à notre santé mentale et physique… *jusqu'au moment où l'on décide de ne plus la voir comme un problème mais comme l'opportunité d'évoluer*. Nous cessons donc d'être des victimes pour entrer dans l'acceptation de notre pouvoir de changer, qui lui est grand et sans limite.

> *Quand tu es triste, SACHES QUE CELA N'A PAS BESOIN D'ÊTRE. La dépression vient du sentiment d'être privé de quelque chose que tu veux et que tu n'as pas. Souviens-toi que tu n'es privé de rien si ce n'est par ta propre décision, puis prends une autre décision.*[2]

Lorsque je mentionne, au début du livre, de remettre HONNÊTEMENT en cause son mode de penser, je parle aussi de la possibilité de s'ouvrir à quelque chose de nouveau, sans jugement. Il s'agit de faire fi de la première réaction de rejet, ou de peur, celle démontrant qu'il y a une résistance. C'est comme dire à un enfant qui essaie une nouvelle

---

[1] Neale Donald Walsch, 64 quotes, https://www.goodreads.com/author/quotes/9374.Neale_Donald_Walsch, modified March 2014

[2] Foundation for A Course In Miracles, Un Cours En Miracles, page 67 du texte, Canada, 2005.

nourriture, ce à quoi il s'oppose, - *essaie au moins une bouchée avant de dire que tu n'aimes pas*. Il peut y avoir plusieurs raisons à notre résistance: La peur de l'inconnu, la peur de changer, la peur d'être vulnérable, la peur d'avoir à faire des efforts, etc. En plus de la peur générée par les croyances "douloureuses" de nos expériences passées. Par exemple, dans le passé lorsque "*je percevais*" que quelqu'un voulait me contraindre à accepter une idée ou "*me forcer*" à prendre action dans une direction donnée, j'entrais dans un état de panique intérieure et je devenais, non seulement réfractaire à toute nouvelle information mais avec un sentiment d'impuissance, de honte et la "certitude" que je ne pouvais repousser cette "attaque". Réminiscence d'années d'abus, mais aussi de comportements anciens appris et adoptés durant l'enfance "démontrant" que le monde où je vivais était mauvais. J'ai pu rectifier cette perception limitée en allant au-delà des blocages existants et en employant différentes techniques, dont EFT. J'obtins des résultats dépassant toutes mes attentes.

Deux autres avenues se sont ajoutées à ma recherche: la médecine énergétique[1], dont EFT, qui traite les blocages au niveau du corps émotionnel et leur effet sur le physique, ainsi que l'exploration des différents niveaux du pardon. La première, peu abordée par le monde médical conventionnel, et la deuxième pas du tout mentionnée, du moins dans le matériel que j'ai consulté lors de mon investigation en relation avec la fibromyalgie. L'utilisation de ces deux méthodes a eu comme résultat la disparition de la plupart des symptômes physiques et/ou la diminution en intensité de ceux-ci. Ceci offre une opportunité de retrouver un certain équilibre et de prendre en charge cette condition.

Je parlerai plus en détail de ces méthodes sous la forme d'exercices dans les chapitres suivants. Entretemps je propose quelques suggestions aux personnes avec un cadre fibromyalgique, aux membres de leur famille et à leurs amis, ainsi qu'aux médecins traitant ces patients. Ces suggestions vous aideront à mieux comprendre la nature de cette condition et à la gérer sans devenir la victime de celle-ci.

---

[1] "La médecine énergétique vous apporte vitalité lorsque vous êtes vidé, la santé quand vous êtes malade, et la joie quand vous êtes déprimé." Donna Eden

4.1 Suggestions pour la personne ayant reçu un diagnostic de fibromyalgie

- Obtenez un deuxième avis, avec un médecin ayant l'expérience de cette condition, si vous avez le moindre doute quant au diagnostic. Les symptômes de la fibromyalgie peuvent être des symptômes de plusieurs autres maladies.
- Si un médecin est prompt à vous prescrire une médication *sans* prendre le temps de **vous écouter**... Sortez de son bureau en courant! Cherchez plutôt un intervenant ayant de l'expérience dans ce domaine et mieux préparé à vous accompagner.
- Soyez patient car la récupération fait partie d'un PROCESSUS. Rappelez-vous que cette condition demande une approche multidisciplinaire personnalisée. Soyez courageux et persévérants!
- Chaque approche offre une action différente. Prenez le temps de trouver la plus appropriée correspondant à vos besoins. Mais **ATTENTION**! car le piège d'aller de technique en technique, de médicament en médicament pour trouver du soulagement est bien réel ... alors que ce que vous êtes possiblement en train de faire est la recherche d'une pilule magique. Une peur inconsciente d'avoir à investir des efforts pour votre rétablissement peut s'y cacher. Soyez vigilants et persévérants!
- Prenez le temps de répondre honnêtement aux questions suivantes avant d'entreprendre une démarche. Elles pourront vous mettre sur la piste quant à la direction à prendre et ainsi vous aider à faire le premier pas vers le mieux-être. Laissez de côté tous vos préjugés, c'est le temps de vous accueillir avec amour et en toute honnêteté. Allez-y, à vos crayons, pas demain, maintenant et hâtez-vous ... lentement!
  1. À quoi me sert ma douleur?
  2. Quelle(s) partie(s) de ma condition est supportable ? et celle(s) à travailler?
  3. Comment vais-je aborder celle(s) que je veux améliorer?
  4. Que suis-je prêt à faire pour améliorer ma qualité de vie?
  5. Quelle est la PREMIÈRE chose que j'aimerais pouvoir changer dans ma vie?
  6. Qu'est-ce qui m'empêche d'être heureux?

7. Ai-je des regrets? Si oui, quel est le plus GRAND de mes regrets?
8. Comment pourrais-je y remédier et le transformer en une opportunité de croissance?
9. Y-a-t-il quelqu'un à qui j'en veux? Si oui, pourquoi?
10. Suis-je en mesure de pardonner ce que je percevais comme une offense personnelle? Si non, pourquoi?
11. Quelle est, sont ces offenses?
12. Quels sont mes rêves?
13. Quel est celui que j'aimerais matérialiser en premier?
14. Suis-je prêt à me surpasser malgré la douleur? Si non, pourquoi?
15. Qu'est-ce qui m'en empêche?

4.2 Suggestions pour les proches de la personne ayant reçu un diagnostic de fibromyalgie

À ne pas faire:
- Lui mentionner que ses plaintes commencent à vous tomber sur les nerfs.
- Que vous en avez marre de ses hauts et bas, de ses moments de déprime.
- Que ses douleurs sont des excuses évitant de se prendre en main.
- De croire que les douleurs expérimentées par le membre de votre famille sont inexistantes.

À faire:
- Être à l'écoute. Non pas en laissant la personne se plaindre pour se plaindre mais de voir en cela l'indication qu'il y a effectivement quelque chose qui va mal. De cette observation, l'encourager à s'informer des causes possibles de telles douleurs, dépression ou manifestations. Se rappeler que la douleur physique ou psychologique peut aussi être l'indication de la présence de d'autres maladies, dont l'arthrite, la dystrophie musculaire, la bipolarité, lupus et même le cancer dans certains cas, comme cela a été le cas d'une de mes clientes.
- Sachez que la condition fibromyalgique peut amener à la dépression, ou même à des pensées de suicide.

4.3 Suggestions pour le médecin traitant et les intervenants en santé

- Prenez le temps d'écouter le patient. Il y a peut-être déjà longtemps que cette personne essaie de trouver réponse à son ou ses problèmes. Quoique dans certaines situations il soit peut-être indiqué de lui prescrire une médication, il se peut aussi que ça puisse simplement mettre un diachylon sur la blessure, ou pire encore, retarder la prise en charge de la condition par le patient. Soyez attentif ... et patient avant de passer au prochain patient!

- Soyez vigilant et prenez votre temps pour rendre un diagnostic fibromyalgique à vos patients. Saviez-vous que le rhumatologue Frédéric Wolfe, MD, un des principaux auteurs ayant développé le protocole du diagnostic pour le syndrome de fibromyalgie, considère que celui-ci a fait plus de mal que de bien aux patients en leur collant cette étiquette, et je cite:

  Certains d'entre nous à l'époque pensaient que nous avions effectivement identifié une maladie, ce n'est manifestement pas le cas", Wolfe a écrit dans The Oregonian, 14 Janvier 2008. *"Pour rendre les gens malades, pour leur donner une maladie, n'était pas la bonne chose.*[1]

- Vous ignorez les derniers développements dans ce domaine? Pas de problème! ... *mais informez-vous*. Voici une excellente interview du docteur Frédéric Wolfe menée par April Cashuin-Garbutt en Mars 2013, quoiqu'en Anglais cet article vaille la peine d'être lu. Voir la référence[2].

- Ayez à portée de main une liste de vos collègues, incluant des intervenants de médecine holistique et énergétique qui sont en mesure de vous appuyer dans le traitement du patient fibromyalgique. Ceci vous permettra de recommander à votre

---

[1] Barbara Schramm, Writing Oneself Out of Fibromyalgia, Spirituality & Health Magazine, http://spiritualityhealth.com/articles/writing-oneself-out-fibromyalgia, consulté en avril 2014

[2] April Cashuin-Garbutt, How would you define fibromyalgia?, http://www.news-medical.net/news/20130322/Fibromyalgia-an-interview-with-Dr-Frederick-Wolfe-University-of-Kansas-School-of-Medicine.aspx, 22 mars 2013

patient le, ou les consultants pouvant mieux répondre à son besoin.

À la fin de ce livre, dans la section Outils de transformation, j'ai élaboré un court document pouvant vous appuyer afin de mieux aider le patient à s'aider soi-même, *Marcher vers son mieux-être*. Voir page 86.

Je suis facilitatrice en développement personnel avec emphase en gestion du stress pour une paix intérieure. Lorsque des personnes ayant reçu un diagnostic du syndrome de fibromyalgie me consultent, j'observe souvent ce qui suit:

- Elles doutent de pouvoir un jour retrouver une bonne qualité de vie, voyant peu, ou pas de lumière au bout du tunnel;
- Elles ne se perçoivent pas comme faisant partie de la solution pour améliorer leur état, voyant le corps séparé de la volonté;
- Elles ont un sentiment de culpabilité, acceptant inconsciemment la maladie comme une punition, pas toujours pour ce qu'elles ont fait dans le passé, mais pour ce qu'elles auraient aimé avoir fait ou entrepris, alors qu'elles se sentent incapables de le faire;
- Elles blâment les autres pour ce qu'elles ont enduré dans le passé offrant à l'autre, inconsciemment, le droit de gérer leur vie;
- Elles ont de la difficulté à dire non;
- Elles sont trop occupées à prendre soin des autres et peu, ou pas du tout de soi-même;
- Il y a souvent des cas d'abus dans leur histoire personnelle.

> *20 % de patients douloureux évoquent des abus sexuels de l'enfance avec une nette prévalence pour les femmes =39 %, hommes =7 %. (Wurtele et al. 1990).*[1]

Note pour le lecteur ayant reçu un diagnostic: Avez-vous identifié un, ou plusieurs de ces énoncés comme étant le vôtre? Le reconnaissant et/ou l'acceptant peut s'avérer le premier pas vers votre rétablissement. Être honnête avec soi-même est toujours gagnant, croyez-moi.

---

[1] LORIN Dr Fabrice, Fibromyalgie: le point de vue du psychiatre, http://www.psychiatriemed.com/fabrice_lorin_fibromyalgie_vue_par_le_psychiatre.php, consulté en Avril 2014

Lorsqu'un suivi est entrepris, je fais appel à tous les domaines de la vie du client, AVEC le client. Il s'agit de le rencontrer où il est, de travailler ensemble vers une remise en forme physique, émotionnelle, financière, professionnelle et spirituelle, peu importe la croyance de l'individu et où il veut aller. Cette démarche inclut un processus d'introspection, une assistance personnalisée et des outils qu'il peut utiliser tout au long de son programme de rétablissement, ce qui peut inclure un suivi médical, ou même psychologique le cas échéant. Dans une telle éventualité, la recommandation de professionnels dans le domaine recherché lui sera faite.

Les chapitres suivants s'adressent à la personne avec cadre fibromyalgique, aux membres de sa famille, à l'ami, à l'individu désireux d'aller au-delà de ses limites actuelles en étant *"prêt à affronter la vie directement et de regarder au-delà des apparences"*[1] et de la douleur. Être heureux est simple mais demande un travail avec le Soi et sur soi de façon continue. Se construire une vie où la joie, la paix intérieure et l'amour de soi et des autres règnent est une démarche accessible à tous.

> *Quand ce que vous pensez, ce que vous dites*
> *et ce que vous faites sont en harmonie,*
> *le bonheur vous appartient.*

> *Mahatma Gandhi*

---

[1] Pélerin de Paix, Sa vie et son oeuvre, page 14, Mars 2012

Chapitre 5   Transformation personnelle

Le développement personnel est un processus continu. *Mais qu'est-ce que le "développement personnel" au juste?* Vous pouvez trouver plusieurs définitions si vous prenez la peine de faire une recherche à ce sujet. Voici ma propre description :

> *Choisir la vie que l'on veut vivre, la personne que l'on veut devenir et décider de se transformer malgré les obstacles rencontrés sur le chemin. Marcher consciemment vers le Soi unifié.*

Le soin de faire cette transformation en prenant consciemment la décision d'améliorer sa vie, tant au niveau mental, physique, émotionnel que spirituel est nôtre. C'est ce que j'ai décidé de faire en prenant l'engagement d'apprendre à regarder ma vie, allant au-delà des apparences et de la douleur. Ce processus commença à l'âge de douze ans pour découvrir ce qui existait en dehors de ma vision limitée du moment. J'eu l'occasion de renouveler cet engagement à plusieurs moments de ma vie…et à différents niveaux de conscience. Cette démarche se poursuit encore aujourd'hui, avec une nouvelle perception et un savoir mieux assumé. J'ai maintenant la certitude d'être au bon endroit, au bon moment, appuyée par l'Esprit dans la tâche de me souvenir de qui JE SUIS.

Même si parfois nous aimerions bien que cette transformation ait lieu comme par magie☺, la courbe d'apprentissage sur cette voie sera plus ou moins longue selon notre façon de *percevoir* nos expériences de vie, de les interpréter, et notre habileté à transcender nos limites *en allant au-delà* de celles-ci. Notre éducation, notre formation professionnelle, nos valeurs et nos croyances influenceront la réalité, non pas toujours pour ce qu'elle est, mais selon notre *interprétation* de ce qu'elle est. Cette perception sera aussi conditionnée par le niveau de conscience du moment présent, c'est-à-dire par le niveau d'éveil et la capacité de voir ce qui se passe vraiment. Nous pouvons faire ces découvertes en arrêtant nos activités et en prenant une *pause* pour formuler quelques questions, comme par exemple: *qu'est-ce qui se passe en moi? Pourquoi est-ce que je réagis de telle, ou telle façon? Suis-je réaliste en réagissant de la sorte? Quel est le besoin non comblé se cachant derrière cette réaction? Etc.*

> *Il est impossible de ne pas croire ce que tu vois, mais il est également impossible de voir ce que TU NE CROIS PAS. Les perceptions sont construites sur les bases de l'expérience, et l'expérience mène aux croyances. C'est seulement une fois que les croyances sont fixées que les perceptions se stabilisent. En effet, donc, ce que tu crois TU LE VOIS.[1]*

Ce dernier point, soit la compréhension *"que la consolidation de nos croyances amène à stabiliser nos perceptions"* s'avéra pour moi d'une GRANDE importance. Une fois les croyances *limitées* démasquées et transformées, la plupart des symptômes disparurent. Ce processus demanda plusieurs mois de travail de transformation.

5.1 Apprentissage et connaissance

Pourquoi nous est-il parfois si difficile d'apprendre de nos expériences? Pourquoi semblons-nous répéter les mêmes erreurs sans consciemment le vouloir? Qu'est-ce qu'il y a derrière la répétition de ces erreurs? Je suis certaine que nous pouvons tous trouver réponses à ces questions, sinon avoir une idée de ce quelles sont. Au-delà de tout ceci réside la peur, celle qui n'est pas toujours reconnue et parfois ignorée. L'identifier nous aiderait à modifier nos comportements mais c'est une menace potentielle pour l'égo et le statut quo. Nous ne voulons pas toujours faire face à ce qui est car ça implique que nous devrons changer quelque chose, incluant admettre que nous ayons peur. Le seul fait de réagir à une situation donnée est l'indication de la présence de la peur. *Mais la peur de, ou à quoi?* C'est une question à se poser lorsque nous réagissons à quelque chose, quelle que soit la situation. *J'ai peur de quoi? Ou de qui? Et pourquoi?* La réponse à ces questions nous fournira un indice précieux quant à la stratégie à adopter pour améliorer notre réponse à ce qui est. Reconnaître la peur, le premier ennemi que l'homme rencontrera sur le chemin de la connaissance (de soi) nous sera d'une grande utilité pour créer de nouveaux schèmes de pensée.

---

[1] Un Cours en Miracles, page 222 du texte, Éditions du Roseau, 2005

Lorsqu'un homme commence à apprendre, ses objectifs ne sont jamais clairs. Son dessein est vague, ses intentions imparfaites. Il espère en tirer un bénéfice qui ne se matérialisera jamais, dans son ignorance des difficultés de l'étude. Il commence ensuite lentement à apprendre – par petits fragments d'abord, puis par vastes pans. Bientôt ses pensées se heurtent, ce qu'il apprend n'est pas ce qu'il avait imaginé, cela n'a pas l'aspect qu'il attendait, il prend peur. Le savoir est toujours inattendu. Chaque étape soulève une nouvelle difficulté, et la peur commence à envahir l'homme.

Don Juan, extrait du livre "L'herbe du diable et la petite fumée" de Carlos Castaneda.

S'engager sur le chemin de la connaissance peut-être passionnant mais aussi déstabilisant. Comprendre le processus de changement nous aidera à s'engager sur cette voie. À l'approche d'une nouvelle expérience, ou d'un changement, chaque individu réagira de façon différente. Toutefois, et selon Gérard Carton, auteur du livre *"Éloge du changement"*, chacun de nous passera par les mêmes stades d'apprentissage.

Voici les cinq stades psychologiques selon monsieur Gérard Carton et publié sur la page du *Journal Du Net*[1] :

"Face à un changement, chaque personne passe par cinq phases, plus ou moins longues et douloureuses selon les cas, mais toutes incontournables.

Le refus de comprendre. Cela n'a rien à voir avec l'intelligence. C'est une réaction due au refus de voir sa réalité altérée.
La résistance. Le changement devient pour la personne une chose possible mais pas souhaitable. Elle va chercher à l'aménager, pour le rendre moins inconfortable. Il existe plusieurs formes de résistance. L'inertie: la personne ne dit rien mais remet toujours le changement à plus tard. L'argumentation: elle discute le bien-fondé du changement, les hypothèses de départ... Elle peut

---

[1] Journal Du Net, Les mécanismes psychologiques à l'oeuvre, http://www.journaldunet.com/management/efficacite-personnelle/dossier/resistances-changement/1.shtml, Mars 2014

être insidieuse et se manifester par un excès de zèle, pour prouver que le changement tel quel ne fonctionne pas...
La décompensation. Cette phase s'apparente à une dépression: la personne comprend qu'elle a perdu la bataille et se sent abattue.
La résignation. La personne accepte le changement mais contrainte et forcée. Elle n'est ni très heureuse, ni très dynamique...
L'intégration. Le changement ne se ressent plus: c'est comme s'il n'avait pas eu lieu..."

Gérard-Dominique Carton

Il semble parfois que les événements de nos vies font en sorte de nous obliger à effectuer un changement. Cependant, ne serait-il pas plus souhaitable de l'envisager avec joie que de le faire avec difficulté et résignation? Quoique le choix semble simple car la joie est ce que chacun veut au plus profond de soi, notre façon de *percevoir* le changement dictera ce dernier choix. *Mais comment faire pour choisir la joie plutôt que la difficulté?* Et ainsi voir dans le changement quelque chose de positif. C'est en acceptant le défi de changer, en prenant la décision de "regarder" en face nos résistances, en définissant nos objectifs et en comprenant les enjeux. Par exemple, prendre le temps d'identifier les croyances limitant notre évolution. Je vous accorde que *"...de passer d'un cercle vicieux (état d'esprit négatif – résultat mauvais) au cercle vertueux (état d'esprit positif – bon résultat) n'a rien de facile"*[1]. Mais je peux vous affirmer une chose, le choix de la joie est non seulement souhaitable mais indispensable à la transformation de soi et par ricochet des autres, puisque nous sommes inters reliés. *Comment y parvenir malgré la douleur et tout ce qui est perçu par le soi égotiste comme une embuche, une menace?*

Le choix de modifier ses attitudes et habitudes doit être un *choix personnel conscient* ayant comme point de départ *l'intention* d'apporter un changement. Personne ne peut prendre cette décision à votre place. L'intention de prendre la *responsabilité totale* de sa vie peut faire peur, mais cette décision engendre de grandes joies avec la

---

[1] Michel, Jean-François, extrait du livre "les 7 profils d'apprentissage" Ed. d'Organisations, http://www.apprendreaapprendre.com/reussite_scolaire/reussite_scolaire/pi_reussite_scolaire_2.php, 2005

certitude de pouvoir façonner sa vie en une précieuse œuvre d'art. Entreprendre chaque jour sa vie avec joie, appréciation et la certitude d'être au bon endroit est d'une grande valeur. Quoique plusieurs d'entre nous "attendrons" un accident ou un coup dur avant de prendre action, il y a d'autres façons moins drastiques d'aborder le changement.

Pensez-y.

Une fois le défi accepté de gérer habilement sa vie, incluant la douleur, il est temps de faire un arrêt. Explorer objectivement votre vie en prenant le temps d'identifier vos sentiments, vos peurs et vos besoins. Saisir la nature de vos résistances permet d'obtenir une image plus claire de ce qui se passe intérieurement et de prendre une, ou des actions éclairées pour faciliter notre évolution. Pour faire face à un problème, peu importe sa nature, prenez le temps de le regarder sous la loupe de l'exercice appelé *Clarifier sa perception* que vous trouverez à la section Outils de transformation, page 81. Ceci vous aidera à voir la situation dans sa véritable perspective.

Pour vous aider, voici maintenant l'exercice expliqué puis suivi d'un exemple de son application:

1. Analysez le plus objectivement possible la **situation**, sans jugement et en établissant seulement les faits;
2. Identifiez vos **difficultés** en les exposant clairement et succinctement;
3. Quels sont vos **sentiments**[1] en rapport à ces difficultés? - sans les décrire car en ce faisant il est très facile d'entrer dans le jugement et les justifications. Les nommer est suffisant quoiqu'il soit important de bien identifier vos sentiments;
4. Quels sont vos **besoins**[2], encore une fois, en les nommant seulement et en prenant le temps de bien les identifier;
5. Faites une liste de **solutions** possibles et facilement réalisables, soit ce qui pourrait vous aider à combler vos besoins. Exemples : repos, demande d'assistance personnalisée, conseils d'un ami, aide médicale, etc.;

---

[1] Voir la section Outils de Transformation: *Liste de Sentiments,* page 85.
[2] Voir la section Outils de Transformation: *Liste de Besoins,* page 84.

6. Développez un **plan d'action** définissant, par ordre de priorité, ce que vous planifiez faire;
7. **Prenez action.**

La clé ici est *d'arrêter ET de prendre le temps de VOIR la situation pour ce qu'elle est, sans la juger.* Ce processus représente une façon de procéder pour accélérer notre apprentissage en assimilant consciemment nos leçons de vie. Il y en a bien d'autres, mais l'exercice *Clarifier sa perception* a l'avantage de vous offrir les ingrédients de départ vous permettant d'y ajouter plus tard votre grain de sel en personnalisant votre recette de vie. Simple? Pourquoi vouloir se compliquer la vie en sautant d'une méthode à l'autre *AVANT* même d'avoir essayé de voir clairement la situation? Forceriez-vous un enfant terrorisé à retourner dans sa chambre malgré sa peur du monstre sous son lit? Vous prendriez sans doute le temps de modifier sa perception en allant avec lui inspecter les lieux et lui montrer que ce qu'il prenait pour un monstre était simplement une paire de chaussures, ou une ombre quelconque. N'est-ce pas?

Cet exercice vous fournira les informations nécessaires pour travailler consciemment à la situation demandant un ajustement. Il pourra aussi vous servir de base pour l'exposer à une tierce personne en mesure de vous assister en cas de besoin, ou encore pour vous aider à faire le prochain pas sur la route de la connaissance de soi.

Voici maintenant un exemple de l'application de l'exercice *Clarifier sa perception* (voir le formulaire page 81). Il s'agit ici de l'expérience de Louisette[1].

1- **La situation**: Il y a déjà trois ans que je visite médecins après médecins pour trouver ce qui ne va pas chez-moi; je souffre de divers maux mais tous les tests me sont retournés avec un résultat normal. Ce n'est pas normal et personne ne me croit, j'en ai marre!

2- **Difficultés**: Je dors de 8-9 heures mais je me lève déjà fatiguée. Je me sens prise car je ne vois pas comment m'en sortir ayant fait tout ce qui était en mon pouvoir pour trouver ce qui n'allait pas. Je

---

[1] Exemple fictif.

n'aime pas mon emploi et cela me pèse. J'ai de la difficulté avec la compagne de mon ex conjoint, elle me téléphone sans cesse pour revendiquer ses droits en tant que "gardienne" de mes enfants durant les fins de semaine. J'ai pris du poids par manque d'exercice, les douleurs m'empêchant d'en faire et ma situation économique ne me permet pas de prendre des vacances.

3- **Mes sentiments**: fatiguée, sans espoir, inconfortable, épuisée, nonchalante, anxieuse, de mauvaise humeur.

4- **Mes besoins** : paix, exercice, compassion, vacances, être entendue, plaisir, considération, donner un sens à ma vie.

5- **Ma liste de solutions réalisables**:
- Prendre un congé de quelques jours en demandant à une amie si elle peut me prêter son chalet pour faire le point et me reposer, loin de la maison;
- Demander à mon ex-conjoint de m'appeler lui-même lorsqu'un problème se présente avec les enfants.
- Appeler le centre de santé holistique de ma localité pour prendre un rendez-vous.
- Faire une recherche sur Internet pour trouver des situations pouvant ressembler à la mienne.

6- **Mon plan d'action et mes priorités** :
Priorité #1: Dimanche prochain, appeler mon ex-conjoint.
Priorité #2: Lundi, appeler le centre de santé et faire une recherche sur Internet.
Priorité #3: Mardi, appeler ma copine.

7- **Mon action**: Comme je suis davantage du type perceptif visuel qu'auditif ou kinesthésique, je visionne des vidéos et je trouve une piste importante à explorer avec l'intervenant du centre de santé que je rencontrerai vendredi prochain. De plus, et lors de ma recherche sur Internet, je croise l'annonce d'une invitation pour assister à une conférence sur la fibromyalgie près de chez-moi, descriptif des symptômes qui me semble se rapprocher de ce que j'ai expérimenté dans les deux dernières années. Je me suis donc inscrite. Je sens enfin que je suis sur la bonne voie!!!

Note: Comme vous l'avez peut-être déjà remarqué, il y a encore un peu de pratique à faire pour que Louisette puisse mieux gérer la technique car au moment de décrire la *situation* elle ajoutait un jugement – *"Ce n'est pas normal et personne ne me croit, j'en ai marre!".* Quoique laisser libre cours à l'expression saine de ses émotions soit souhaitable, le but de cet exercice est d'éclairer la situation qui nous préoccupe, sans jugement. L'identification de ses sentiments et besoins lors des troisième et quatrième étapes de cet exercice comble la nécessité d'exprimer ses émotions.

Une action planifiée commencera donc en examinant la situation conflictuelle, telle qu'elle est. Ceci se fait sans jugement ou blâme, mais au contraire en ayant *l'intention* d'y VOIR plus clairement et de trouver des pistes de solution. Pratiquer l'écoute active avec soi-même sert aussi à faire le point et découvrir ce qui se passe réellement en nous. ATTENTION! L'autocritique ne fait pas partie de l'écoute active de soi et/ou des autres. Cependant, ce qui fait sans contredit parti de la pratique de l'écoute active de soi est:

- ✓ Choisir consciemment d'améliorer la qualité de sa vie et de marcher dans cette direction avec courage;
- ✓ Apprendre à dire non même si l'on (ego) voudrait bien dire oui - pour bien paraître;
- ✓ Faire une chose à la fois en étant présent à celle-ci;
- ✓ Prendre le temps de célébrer ses victoires, quelle que soit leur taille.

Voici deux exercices pour apprendre à mieux communiquer avec soi-même en temps de conflit intérieur, de doute ou de la présence de douleur. Il est fort probable que ces méthodes, quoique faciles à faire, soient un défi pour l'amour-propre☺. C'est la pratique qui fait le maestro, la répétition et l'action feront finalement fi de vos résistances. Vous n'avez rien à perdre de toute façon en vous prêtant au jeu, n'est-ce pas? Allez-y, mettez votre ego de côté pour un instant et amusez-vous bien!

Voir **Exercice #1** à la section Outils de Transformation sous - *Auto-écoute active,* page 79.

Miroir, dis-moi: Placez-vous devant un miroir suffisamment grand pour vous voir entièrement, si possible.

      a. Exposez votre situation à votre reflet, sans jugement.

b. Posez, en vous regardant dans le miroir, les questions suivantes et laissez votre reflet y répondre, en écoutant votre voix intérieure. Prenez le temps de formuler chaque question ET 2) de recevoir une réponse AVANT de passer à la suivante :
- De quoi as-tu peur?
- Pourquoi as-tu peur?
- Que veux-tu?
- Quel est ton besoin le plus important et urgent?
- Si ton problème était déjà résolu, quel en serait le résultat?
- Quel est le premier pas à faire pour aller dans cette direction?

NOTE : Prenez note de vos impressions dans votre cahier *Recueil de succès et observations*, page 90, en utilisant le formulaire, **Exercice #1**, à la section Outils de Transformation, page 79.

Voir **Exercice #2,** à la section Outils de Transformation sous - *Auto-écoute active,* page 80.

Je suis toi, tu es moi:
- a. Trouvez un endroit tranquille.
- b. Mettez deux chaises, une face à l'autre: A et B.
- c. Assoyez-vous sur la chaise A.
- d. Exposez la situation à "la personne imaginaire" assise face à vous (sur la chaise B) qui représente votre plus grand Soi possédant sagesse et amour.
- e. Changez de chaise et laissez B (vous mettant dans la peau de votre grand Soi) vous poser la première question: *Peux-tu me dire ce que tu ressens face à cette situation?*
- f. Revenez sur la chaise A et dites à "B, votre Soi" ce qui vous tracasse vraiment, exprimez les non-dits, les interdits, vos peurs. Ensuite, retournez sur la chaise B, et laissez B vous poser une autre question, ou faire un commentaire (encore une fois, vous mettant dans la peau de votre grand Soi).

g. Refaites ce scénario jusqu'à ce que vous soyez totalement certain que vous êtes allé au fond de la question, ou de la situation. Pratiquez l'expression et l'écoute active de vous-même en allant de A à B en changeant de chaise physiquement. **Très important.**

NOTE : Bien prendre note de vos impressions dans votre cahier *Recueil de succès et observations*, page 90, en utilisant le formulaire **Exercice #2** à la section, Outils de Transformation, page 80.

5.2 Élimination de croyances et blocages émotionnels

Mars 2008, je reçois un cadeau d'une amie pour mon anniversaire: un thème natal en provenance d'une astrologue spirituelle demeurant en Europe. Ignorant jusqu'à l'existence du titre d'astrologue spirituel, c'est avec curiosité que je reçois cette lecture sur CD. Je suis vraiment épatée par les propos de l'astrologue. Les commentaires en concordance avec la chronologie[1] des évènements de mon passé, leur description et les suggestions faites par cette astrologue[2] spirituelle me touchent profondément. J'ai l'impression d'entendre raconter ma vie par quelqu'un que je n'ai jamais rencontré mais qui pourtant a les mots justes pour expliquer le vécu, mon vécu. Oui, je suis très impressionnée.

Lors de cette écoute, je reçois de précieuses suggestions quant à où chercher pour trouver le chaînon manquant. C'est à la suite de cette écoute que les pièces du casse-tête appelé ma vie, commencent à vraiment prendre leur place. Ceci engendre un rapprochement graduel au Grand Soi (entité sans dualité) et l'occasion "d'aperce-voir" plus clairement qui JE SUIS en établissant de nouveaux liens, dont celui de la douleur physique avec la douleur de l'intérieur.

Quelques mois de recherche plus tard, mon attention est attirée de nouveau par la technique de libération émotionnelle de Gary Craig, appelée EFT. Ma première réaction à celle-ci en est une de doute. Quatre ans auparavant un ami chiropraticien m'en avait parlée mais je n'avais pas donné suite à sa suggestion, pensant à cette technique

---

[1] Chronologie des évènements, voir à la fin du livre, page 100
[2] Palangian Mireille, Astrologue spirituelle, http://astro.alwaysdata.net/blog/?page_id=10, consulté en 2012

davantage en terme de - *encore l'illusion d'une pilule magique* - mais j'avais tort! Je décide alors de porter attention à ce deuxième clin d'œil de l'Esprit en donnant une chance à cette technique, l'étudiant attentivement. Après l'avoir essayée et fait de la recherche à son sujet, je me procure la série de vidéos de son auteur pour étudier en profondeur l'enseignement de monsieur Craig. Je découvre une technique qui sert de porte d'entrée à plusieurs professionnels de la santé mentale faisant partie des différentes applications de la médecine énergétique[1] dans les années 80. Ayant obtenu des résultats dépassant mes attentes lors de mon apprentissage avec celle-ci, je prends la décision d'étudier avec une docteure en médecine générale qui est certifiée en médecine énergétique au Costa Rica. Puis j'inclus alors EFT dans mes outils de soutien auprès de mes clients en gestion de stress, de douleur fibromyalgique et de développement personnel.

J'utilise plusieurs des techniques enseignées par Gary Craig dans mon travail d'investigation avec le "tapping[2]". Ce qui m'impressionna le plus comme dénouement lors de ma pratique est ceci:

- Une sensation de légèreté, comme si un bagage longtemps chargé sur mes épaules se faisait de plus en plus léger;
- Qu'une promesse faite à l'âge de 5 ou 6 ans - *de ne plus grandir* - ait été renforcée par un autre serment fait à l'âge de 12 ans, soit celui *de demeurer dans la noirceur et le silence*.
- Une fois ceci découvert, je pu, avec l'aide d'EFT éliminer de mon corps énergétique émotionnel cette dernière promesse, levant ainsi le voile sur cette période de ma vie.
- Lors d'un atelier d'une fin de semaine en développement personnel appelé "Shadow Facilitation Workshop"[3] (où j'utilise aussi EFT pour me libérer de mes résistances), je compris la raison de cette "double" décision: la peur de blesser l'autre et de me blesser en enfreignant la "loi du silence"[4]. Cette réalisation m'a permis de remettre à l'autre la responsabilité de sa vie, d'assumer

---

[1] "La médecine conventionnelle, à sa fondation, met l'accent sur la biochimie des cellules, des tissus et des organes. la médecine énergétique, lors de sa fondation, se concentre sur les domaines de l'organisme qui organisent et contrôlent la croissance et la réparation des cellules, des tissus et des organes . Modification les schémas énergétiques déficients d'énergie est sans doute la façon la plus efficace, la moins invasive pour améliorer la santé des organes, cellules, et la psyché. " Dr David Feinstein

[2] En Français, tapotement de certains points sur le système des méridiens.

[3] Pour de plus d'informations veuillez communiquer avec Don McDougle via sa page LinkedIn, en anglais: http://www.linkedin.com/in/donmcdougle

[4] Briser la loi du silence c'est la libre expression de ses émotions avec amour.

la mienne et d'entrer dans la lumière d'une conscience plus élevée, ayant comme résultat d'être en amour avec ma vie et la vie voyant enfin entrer la pleine lumière. Une joie indescriptible!

Le travail avec EFT ouvre le chemin vers un changement de perception. Dit en d'autres mots, cette technique favorise l'élimination d'émotions reliées à des mémoires nous faisant vivre une détresse nous empêchant d'aller de l'avant. Cette libération permet au pratiquant d'accéder à un royaume de nouvelles possibilités l'aidant à marcher plus consciemment vers son mieux-être ayant dégagé le chemin avec la technique EFT. EFT procure non seulement un soulagement impressionnant sur les symptômes de la fibromyalgie mais il le fait sans drogue. Cette constatation à elle seule finit par me convaincre de son efficacité.

5.3 Rectification du parcours

De nouvelles avenues s'offrent à moi, dont celle de savoir que je peux vraiment surpasser tous les blocages et croyances limitant mon progrès. Quoiqu'il y a des années que je travaille à modifier mon paradigme existant, c'est vraiment grâce au travail fait avec EFT que j'entrevois la possibilité de trouver toutes les pièces du casse-tête et de pouvoir l'assembler sans qu'un seul morceau puisse y manquer. Je suis habitée par une nouvelle force, un élan m'amenant à sortir de l'isolement avec lequel la noirceur m'avait entourée. En conséquence, j'engage différents entraîneurs (coaches) et je me consacre entièrement à faire tout ce qui est nécessaire pour me construire une vie où la joie, l'abondance, le soi et le Soi puissent coexister…sans difficulté ni souffrance. Le premier pas encouragé par l'Esprit est celui de pouvoir prendre du recul de ma situation existante. Après des années de lutte, un temps d'arrêt est le bienvenu. Enfin de vraies vacances! Le temps de partager avec parents et amis, de m'amuser et de recharger mes batteries est venu. Un vrai cadeau! … Je retourne au Québec pour deux mois. J'ai 56 ans.

Se divertir et s'amuser est beaucoup plus profitable qu'on ne le croit! Un renouveau énergétique supporte la résurgence de la créativité, de la motivation et de l'innovation. Après cette période de repos et de plaisir, je m'engage dans un programme de développement personnel offert par Joe Vitale[1] appelé "Miracle' s Coaching". Une nouvelle intelligence et une

---

[1] Vitale Joe, biographie, http://blogdelareussite.com/biographie-joe-vitale-joe-vitali/, consulté en Février 2013

capacité accrue de "voir" en soi en sont le résultat. En plus de voir les douleurs diminuer, laissant place à un regain d'énergie, le poids de fausses croyances et traumatismes anciens est délesté. Je vole littéralement, je suis dans l'extase et dans la création. Cette formation s'étale sur un an et elle couvre tous les aspects d'une vie, incluant plusieurs techniques et exercices permettant d'y travailler. Les croyances, autant positives que limitées sont identifiées, répertoriées, travaillées et reformulées, et dans certains cas éliminées. C'est une période où les talents et inaptitudes sont dévoilés et reconnus. La façon de les engager, de les améliorer et de les transformer y est enseignée. Grâce à cet enseignement mes programmes de formation du Costa Rica en sont aussi grandement améliorés! Voir page 102.

Chapitre 6   L'appel au pardon et Ho'oponopono[1]

Alors que je poursuis le travail d'investigation et de débroussaillage des valeurs, croyances et habiletés, l'occasion de faire partie d'une équipe "Mastermind" se présente. Simplement expliqué, ce regroupement favorise l'entraide dans le but de se dépasser, d'atteindre ses buts et d'apprendre. Un thème commun à chacun des adhérents est choisi, ce qui sert de compas aux rencontres. Nous choisissons le dépassement personnel, professionnel et spirituel comme thèmes des rencontres prenant place via Internet. L'avantage de ces groupes est qu'il permet d'atteindre une plus haute intelligence, ou niveau de conscience, que si nous demeurions dans notre coin seul à cogiter. C'est un puissant outil de transformation car il nous exhorte à poursuivre nos buts sans relâche[2].

Dans le cadre du cours en développement personnel de Joe Vitale, j'avais lu au sujet de l'outil *Ho'oponopono* mais c'est lors d'une rencontre "Mastermind" que mon attention s'est davantage intéressée à cette pratique. Ce qui m'amena à en faire l'essai fut le partage d'une participante du groupe de son expérience utilisant cette technique. Quoiqu'elle soit super simple, elle agit à un niveau très profond de l'être. C'est grâce à cette technique que je découvre la pièce manquante du casse-tête appelé "ma vie": le vrai pardon, celui qui suppose que jamais aucune faute n'ait été commise. C'est seulement quelques mois plus tard que je comprends vraiment cette nuance.

Sachant que le maestro naît de la pratique et de la répétition, j'utilise Ho'oponopono en tout temps et pour tout, sans exception. Peu importe où je me trouve, ou ce que je fais, je répète et chante sans cesse les paroles: " *Je t'aime. Je suis désolée. Pardonne-moi. Merci.* " Je le fais de façon constante pendant plusieurs semaines et jusque dans mes rêves, sans blague! Je suis même étonnée par ce zèle et cette constance qui bientôt donne de ses fruits.

---

[1] MediaWiki, Ho'oponopono, http://en.wikipedia.org/wiki/Ho%CA%BBoponopono, Avril 2014

[2] Après plusieurs mois d'essaie et de réflexion je commence un groupe au Costa Rica que je nomme "Spiritual Mastermind group".

Cet outil est une pratique hawaïenne ancienne de réconciliation et de pardon définie dans le dictionnaire hawaïen - *Pukui, Elbert* - comme étant:

> *Nettoyage mental: Conférences familiales dans lesquelles les relations étaient ré-établies à travers la prière, la discussion, la confession, la repentance et le pardon mutuel.*[1]

La méthode que je pratique et qui consiste en une répétition des 4 phrases mentionnées ci-dessus a été popularisée grâce au livre *"Zero Limits"* écrit par Joe Vitale avec comme co-auteur le psychologue Ihaleakala Hew Len, Ph.D. Monsieur Hew Len utilisait cette méthode pour guérir des patients aliénés et criminels d'une institution de santé mentale où il travaillait à Hawaï. Selon lui le but de la répétition de ces quatre phrases, comme un mantra, est de se rendre 100% responsable, non seulement de ses actions, mais aussi des actions des autres puisque *"la responsabilité totale préconise que tout existe comme une projection de l'intérieur de l'être humain"*. Cet énoncé résonne en moi depuis des années, sachant que nous sommes l'œuvre de nos pensées. Par contre, ce que je commence à vraiment voir est qu'en utilisant ce mantra je lâche prise là où je pensais auparavant devoir maintenir le contrôle. Je fais maintenant la différence entre ce qui est ma responsabilité et ce qui relève de l'Esprit, ou de Dieu. Je comprends aussi que nous sommes TOUS inter reliés: toi, moi, eux, Dieu – en un SEUL ÊTRE. Nous sommes tous issus de la même source, le sentiment de séparation étant une illusion créée par l'homme. Quoique ce concept soit quelque chose qui m'était familier, la réalisation que la **compréhension** est différente parce qu'elle prend place à un autre niveau de conscience que celui où j'avais l'habitude d'assembler la (ma) réalité, est une nouveauté. Dit en d'autres mots:

1. Le niveau de conscience où l'on se trouve (dans l'expérience physique) dicte la manière de "perce-voir" et modifie notre compréhension;
2. La vérité sans l'illusion de l'ego se situe à un autre niveau que celui où évolue le corps physique.

---

[1] MediaWiki, Ho'oponopono, http://en.wikipedia.org/wiki/Ho%CA%BBoponopono, Avril 2014

Tout est "*toujours*" parfait. Bien que notre interprétation de ce qui survient dans nos vies puisse être erronée, il n'y a pas de bonne ou de mauvaise façon de la voir. Le pouvoir réside dans notre capacité de rectifier notre perception du monde (de notre monde). *Ho'oponopono* permet à mon esprit d'accéder à la conscience à un niveau plus élevé amenant la pratique du (vrai) pardon jusqu'à moi. Un pardon subtil et profond qui va au delà du simple pardon pratiqué avec des mots que je peux prononcer.

Aujourd'hui, *Ho'oponopono* est pratiqué et enseigné différemment de sa version originale. Cet enseignement qui a déjà été transformé par la professeure de Ihaleakala Hew Len[1], Morrnah Simeona[2]. En 1976, elle l'adapta aux réalités sociales de l'époque moderne par le biais d'un processus de 14 étapes qui dissout l'asservissement de karmas négatifs. Le livre *Zero Limits* soutient l'idée que l'objectif principal de *Ho'oponopono* est d'apprendre qu'à "*l'état de Zéro, où nous aurions zéro limite, donc pas de souvenirs ni d'identité*" il est possible de réinventer notre réalité et de réaliser notre véritable destinée. Pour atteindre cet état, appelé I-Dentité de Soi-Même (Self-I-Dentity), il est recommandé de répéter sans cesse le mantra: "*Je t'aime. Je suis désolé. Pardonne-moi. Merci.*"[3] Pour une action en profondeur.

Lorsqu'on travaille avec *Ho'oponopono*, et surtout en présence de douleurs et autres souffrances, une question que Mr Len suggère de se poser qui favorise une pratique en profondeur c'est, "*Quels sont les souvenirs que j'entretiens qui contribuent à cette expérience?*". Dans le cas de la fibromyalgie, *à la présence de douleurs?* Cette question[4] sera suivie du travail de "nettoyage" en répétant le mantra.

Le travail fait avec Ho'oponopono, conjointement avec EFT, me permit de peaufiner mes interventions et le programme nommé "Créer Votre Carte de Vie"[5] offert depuis 2008. Ce séjour de formation permet la découverte de sa mission, l'identification de ses passions et les bases pour se créer une stratégie d'action. En plus, il fournit de puissants

---

[1] Krambeer Gisela, http://hooponoponosong.org/dr-ihaleakala-hew-len/?lang=fr, consulté en 2014
[2] Shakina, Interview de Morrnah Simeona (ho'oponopono),
http://la-vie-sereine.eklablog.fr/interview-de-morrnah-simeona-ho-oponopono-a2703842, 30 Janvier 2011
[3] Mediawiki, Ho'oponopono, http://fr.wikipedia.org/wiki/Ho%CA%BBoponopono, Mars 2014
[4] Il n'est pas nécessaire d'avoir à identifier la nature de ces souvenirs avant d'utiliser le mantra. D'entrer dans le mode analyse n'est pas requis pour que le travail de "nettoyage" puisse prendre place.
[5] Voir *Programme de formations au Costa Rica* aux pages 102 et 103.

outils de transformation pouvant éliminer les blocages empêchant d'atteindre ses buts. Ce programme favorise la manifestation de ce que nous désirons accomplir ayant maintenant une carte de route bien définie pour nous guider, ceci sans avoir à "forcer" le destin mais au contraire s'aligner avec l'intention créatrice.

6.1 Retour à "la maison"

Ayant inclus dans mes objectifs l'écriture de ce livre, et sans savoir comment je pouvais le réaliser, j'attire cependant à moi ce qui me donna l'occasion de me retrouver au bord de la mer pour le faire. Cette plage, Esterillos Este, est celle que j'ai visitée en 1992 lors de mon premier voyage au Costa Rica. C'était l'endroit approprié pour aller y célébrer cette deuxième décennie de vie dans ce pays. L'univers m'a offert l'opportunité d'y faire un court séjour … avec raison. À peine arrivée et installée dans la villa, je me dirige à la réception de l'auberge et j'y rencontre la propriétaire.   J'engage avec elle une conversation animée sur la conscience et les rencontres supposément orchestrées par le "hasard". Cette dame m'introduit au livre de Gary R. Renard, *Et l'Univers Disparaîtra*[1], un livre qui me fascine rapidement. Un livre que je n'aurais moi-même pas choisi dans une librairie mais par lequel je suis attirée d'une façon difficile à expliquer, sauf celle de savoir que je suis prête à recevoir ce qui y est mentionné. Je trouve réponse à plusieurs de mes interrogations des dernières années, en plus d'y trouver l'introduction à un enseignement que j'ignorais mais qui pique déjà ma curiosité, *Un Cours En Miracle*[2].

J'entre dans une nouvelle phase d'exploration. J'obtiens non seulement une version autre des faits enseignés en tant qu'enfant et naturellement rejetés trouvant quelque chose qui sonnait "faux", mais aussi une explication du pardon qui m'est totalement étrangère bien qu'elle résonne comme étant "vraie". Ceci provoque une autre période de questionnement car ce que je lis heurte mes croyances et la compréhension du monde que j'entretenais. Intuitivement, je sais que j'ai maintenant accès à un enseignement - auquel de plus en plus de gens s'y intéressent - qui est profondément en accord avec ce que représente pour moi le succès de ma vie: vivre le paradis sur terre et

---

[1] Renard, Gary R., Et L'Univers disparaît, 2004
[2] Traduit de l'anglais par Denis Ouellet en collaboration avec Franchita Cattani, Un Cours En Miracles, Foundation for A Cours in Miracles, 2005, éditions du Roseau

marcher avec assurance vers l'état de non-dualité. Est-ce possible en étant sur ce plan? Qui sait. L'intention est cependant d'avancer dans cette direction.

Pendant des années l'idée que je devais vivre et comprendre à 100% TOUT ce que je faisais m'amena à l'épuisement. En contrepartie, c'est aussi grâce à cela que j'arrive à cette nouvelle étape. Définitivement, tout est parfait!

L'intention d'accéder au message se trouvant "derrière" le diagnostic de fibromyalgie et le choix de m'abstenir de porter cette étiquette m'amènent finalement sur un chemin peu fréquenté: celui de la liberté (faire de meilleurs choix dans l'action inspirée) et du vrai pardon. Je ralentis donc le pas. Je deviens beaucoup plus "zen" et je commence à laisser les rênes à "quelqu'un" de beaucoup plus qualifié que moi, le divin, tout en travaillant sur ce qui me revient. Sans chercher à comprendre ce qu'est le vrai pardon, ce qui se dévoile à moi est tout d'abord ce qu'il N'EST pas, suivi de fausses perceptions rectifiées (du pardon). Par exemple, qu'il soit inexact de considérer...

- Que le pardon répond à la faute;
- Qu'à chacun ses fautes à se pardonner, donc que l'un soit séparé du reste du monde;
- Que de pardonner aux autres suggère que nous sommes à un niveau supérieur au pardonné;
- Que de pardonner soit sujet à un jugement: *à lui je peux pardonner, mais à elle non car l'action est impardonnable.*

C'est en assimilant et en me réconciliant avec ce qui suit que l'idée du pardon commence à se transformer et que je comprends peu à peu ce qu'est le VRAI pardon:

*Dieu ne pardonne pas parce qu'il n'a jamais condamné. Et il doit d'abord y avoir condamnation pour que le pardon soit nécessaire. Le pardon est le grand besoin de ce monde, mais c'est parce que c'est un monde d'illusions. Ceux qui pardonnent se délivrent ainsi des illusions, alors que ceux qui retiennent le pardon se lient à elles. **Comme tu ne condamnes que toi-même, ainsi tu ne*** *pardonnes qu'à toi-même. Or bien que Dieu ne pardonne pas, Son Amour est néanmoins la base du pardon. … Il te demande seulement de pardonner toutes choses que nul n'a jamais faites; de passer sur ce qui n'est pas là, et de ne pas considérer l'irréel comme la réalité.*[1]

Un souvenir retrouvé lors d'un voyage chamanique où je me vois à l'âge de deux ans porte aussi ce même message. Je me retrouve marchant dans le bois et parlant avec Dieu qui me dit *"Jamais tu ne perdras ton chemin. Tu sauras retourner à la maison, souviens-toi de ce moment"*. Il est évident que j'avais perdu le souvenir de ce moment ainsi que le contact avec "ce" Dieu. Ce lien se rétablit peu à peu tout en utilisant le mot "Esprit" pour m'y référer. Je ne pouvais, ni penser, ni prononcer le mot "Dieu" sans y rattacher une charge émotive remplie de jugements, de sentiments de honte et de culpabilité. J'entretenais alors une perception erronée de ce qu'est ma véritable relation avec Dieu et avec le pardon.

Le VRAI pardon, comme je le conçois maintenant, est la clé du bonheur, la guérison de l'esprit et du corps. En conséquence, et n'octroyant plus à la douleur une valeur et une raison d'être, ma perception change. Avec elle la diminution des douleurs et la disparition de problèmes divers.

---

[1] Gary R. Renard, Et L'Univers Disparaîtra, page 190, 2004

Chapitre 7   Stratégies de la "discipline volontaire"

Discipline, un mot que j'aime mais que j'appréhendais dans le passé. Je l'aime parce qu'il fait appel à la partie désireuse de maintenir le cap dans la direction choisie. C'est un mot que je redoute parfois, car il signifie effort, imposition et obligation. C'est cependant grâce à la pression constante de l'âme qui avec son besoin d'évoluer et qui m'enjoint à ne jamais baisser les bras, que la discipline est devenue une alliée travaillant pour moi. Je peux dire: quel puissant mot que celui de "discipline"! Voici comment j'utilise ce mot en ma faveur en lui donnant un nouveau nom et définition.

> **Discipline Volontaire**: *se soumettre volontairement à un programme qui permet d'améliorer sa qualité de vie et d'atteindre ses buts.*

Beaucoup plus intéressant lorsque perçue de cette façon, n'est-ce pas? Voici d'autres facteurs qui ajoutés à la **discipline volontaire** sont tout aussi importants, tels que:

- **Choisir un but qui soit plus grand que soi.** Ceci motivera l'action et l'engagement de notre énergie dans une direction prédéterminée.
- **Se fixer des objectifs réalistes.** Évite que nos actions soient perçues comme un fardeau créant un stress inutile et ayant pour résultat le découragement lorsque nos buts sont irréalisables.
- **Déterminer à l'avance la façon de célébrer ses victoires.** Croire en soi et la projection de soi font partie de la réussite dans nos vies, ce qui a un effet sur les humeurs … et les douleurs.
- **Apprendre à reconnaître et à célébrer ses victoires.** L'estime de soi se construit peu à peu. Quoique devenir une personne célèbre et accomplir des exploits comme l'escalade du Mont Everest pour être fier de soi ne soit pas nécessaire, souligner ses triomphes l'est. Par exemple, avoir conservé son calme lorsque quelque chose nous dérange, parler avec gentillesse à quelqu'un qui normalement vous met les nerfs à vif, avoir pu concentrer votre attention sur un exercice au lieu de la douleur, ou encore réussir un examen sans être dans les premières places suffit.

Prenez donc conscience de vos réussites et reconnaissez votre progrès.

ATTENTION!, le piège de la performance est réel mais reconnaître où vous en êtes dans votre développement personnel aide à conserver un sain équilibre. Une erreur commune au moment d'établir nos objectifs et notre programme de **discipline volontaire** est de prendre les "bouchées doubles" pour arriver plus rapidement au but. Ou encore se concentrer sur le comment y parvenir. Ce sont deux attitudes communes qui mèneront, non seulement à l'épuisement, l'insatisfaction et possiblement à l'échec, mais aussi à vivre de la culpabilité et finalement à renoncer à nos objectifs.

Voyez *GRAND* tout en faisant de *petits* pas dans la direction désirée. Croyez-moi, c'est beaucoup plus facile, gratifiant et efficace. Sans oublier de célébrer vos victoires en les inscrivant dans votre *Recueil de succès et observations*, une excellente manière d'évaluer ses progrès. Voir le formulaire à la page 90.

7.1 Le défi du Mont Chirripó

La cinquantaine apporte de merveilleuses choses, dont celle de savoir avec plus d'exactitude ce que nous aimerions laisser derrière nous, de se découvrir de nouvelles passions et une joie de vivre pour les petites choses de la vie comme… le chocolat, le vin et les bons repas entre amis. Ceci a souvent comme résultat des kilos en trop qui sont maintenant difficiles à éliminer. Moi qui pensais que j'éviterais la plupart des problèmes de la ménopause en ayant eu une hystérectomie complète à l'âge de 34 ans?!? Je me suis complètement gourée car les kilos sont plus faciles à prendre maintenant qu'à perdre! Je vous accorde que ce n'est pas tous les lecteurs qui en sont à l'étape de la ménopause ☺. Par contre, je suis certaine qu'il y a eu des moments dans votre vie où vous avez voulu entreprendre un changement plus difficile de mettre à exécution, n'est-ce pas? Comme par exemple, éliminer une mauvaise habitude, perdre du poids, arrêter de fumer, changer d'emploi, de résidence, se séparer, etc. Pour ma part, le défi d'une troisième ascension du Mont Chirripó sert à atteindre plusieurs de mes objectifs: perdre les kilos en trop, améliorer ma condition physique et offrir aux personnes fibromyalgiques un message d'espoir. Car si je peux relever ce défi, vous le pouvez aussi!

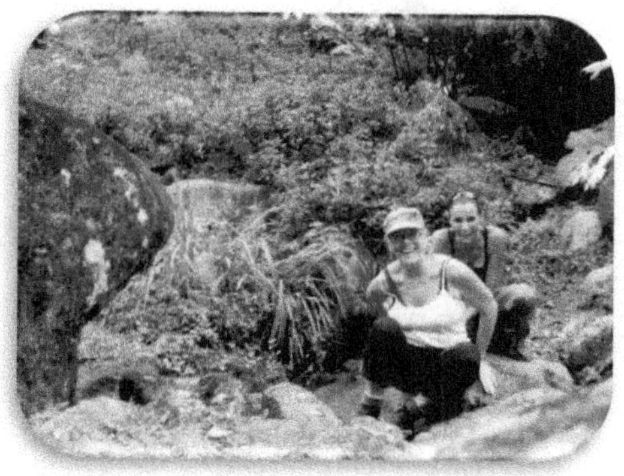

La grimpée du Mont Chirripó, la plus haute montagne de l'Amérique Centrale avec ses 3824 mètres (12,547 pieds) est une randonnée que je planifie, cette fois, avec une copine. Les deux premières montées ayant été réalisées en groupe. Cette randonnée totalise quinze kilomètres de l'entrée du sentier jusqu'au refuge sylvestre où on peut dormir pour ensuite poursuivre quelques kilomètres de plus pour atteindre son sommet.

Après trois mois de préparation incluant natation, danse et marche, je me sens d'attaque … mais pas possible de faire la montée à ce moment-là. Le temps des fêtes arrive, ne pouvant plus aller nager à la piscine locale [1] et des échéanciers de travail à respecter, je ralentis mon entraînement. Un mois plus tard, toujours impossible de réserver pour un coucher là-haut car il n'y a plus de place pour la saison. Alors, ma compagne d'aventure et moi décidons tout de même de faire cette montée comme si nous allions au sommet, mais nous marchons jusqu'au kilomètre huit (sur 15 kilomètres) pour ensuite redescendre dans la même journée. Cette montée et descente représentent un total de 16 kilomètres de marche après avoir couché dans une auberge située à l'entrée du sentier la veille de notre randonnée.

Bien que le sentier soit plus difficile à marcher qu'au cours de mes deux premières montées à cause de la chaleur de l'été, de la fine poudre de terre et des pierres qui rendent le chemin glissant, je constate qu'il m'est toujours possible de relever un défi de cette taille. Ce qui différencie cette montée des deux autres réussites est l'entraînement. En plus du

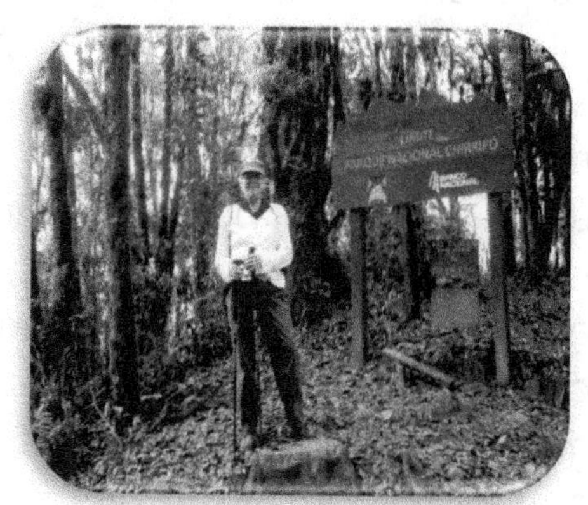

---

[1] Gym Bella Vista - http://www.facebook.com/gymbellavista?ref=ts&fref=ts

programme d'exercices adaptés à mes besoins, je travaille avec la technique de libération émotionnelle EFT et la méthode Ho'oponopono pour traiter les doutes, les peurs et les blocages se présentant lors de la période de préparation. Elles ont contribué grandement au succès du projet. Malgré les difficultés rencontrées sur le sentier, j'ai réussi cet exploit que je doutais pouvoir accomplir. Non seulement à cause des problèmes physiques expérimentés suite à l'accident mais aussi par la **croyance** sociale, pharmaceutique et médicale qui soutient que cette condition peut entraîner l'invalidité. Cette croyance décourage la population des personnes ayant reçu un diagnostic de fibromyalgie à recouvrer la santé!

Si j'ai pu atteindre TOUS mes objectifs lors de ce défi même si pendant plusieurs mois il m'était difficile de gravir une pente de 30 degrés en arrêtant à tous les cinq pas, vous aussi pouvez réussir. Il ne s'agit pas pour vous d'entreprendre ce même défi, mais d'avoir **l'intention** d'en relever un, juste UN pour initier le retour à la santé.

Avertissement: Bien qu'il y ait des ajustements à faire compte tenu de la condition de chaque personne et de l'époque de la montée, ce qui fera la différence entre le succès ou l'échec d'une telle entreprise est certainement la qualité de sa préparation: bon équipement, entraînement physique et mental adéquat. Un défi personnel invite toujours au dépassement. Rappelez-vous cependant que ce qui est un défi pour une personne peut différer de celui relevé par quelqu'un d'autre. C'est pourquoi nous l'appelons : défi personnel. Osez relever vos propres défis! Surmontez les tentatives manquées, laissez de côté votre culpabilité (d'échec) pour aborder le prochain défi avec courage et plaisir. Peu importe la taille de celui-ci, c'est le premier pas qui compte!

7.2 Approche multidisciplinaire

Vous vous souviendrez peut-être avoir lu au début du livre, ou peut-être aurez-vous déjà lu quelque part ailleurs qu'une approche multidisciplinaire est suggérée pour aborder le syndrome de fibromyalgie. J'utilise cette voie ayant observé et obtenu des résultats positifs en adoptant ce type d'approche. J'ai élaboré une synthèse[1]

---

[1] Synthèse sous forme de tableau appelé *Plan d'Évolution Anti-Stress & Paix Intérieure.* Voir la page web suivante pour y avoir accès: www.MoniqueChabot.info

basée sur mon expérience, mes recherches et ma pratique utilisant la **discipline volontaire**. Cette charte présente un diagramme pouvant amener à une meilleure compréhension des choix s'offrant à nous. J'utilise maintenant ce tableau pour mon propre bénéfice et celui de mes clients. Je m'en sers principalement avec des personnes ayant reçu un diagnostic de fibromyalgie mais aussi avec toutes personnes intéressées par cette approche.

Ce tableau est aussi une synthèse de ce que je partage dans le livre et que je vous propose d'analyser. Je le nomme *Plan d'Évolution Anti-Stress & Paix Intérieure*[1]. Deviendra-t-il votre carte de route? À vous d'en décider.

7.2.1 Personnalité et stress

Différentes études, quoique pas concluantes, établissent un lien entre le type de personnalité et la réponse au stress de la personne ayant reçu un diagnostic de fibromyalgie. Telle est la conclusion suivante tirée du rapport élaboré par Katrina Malin et Geoffrey O Littlejohn *"La personnalité et le syndrome de fibromyalgie"*, de l'Anglais - Personality and Fibromyalgia Syndrome[2]:

> *Aucune personnalité fibromyalgique spécifique n'est définie, mais il est proposé que la personnalité soit un filtre important qui module la réponse d'une personne aux facteurs de stress psychologiques. Certaines personnalités peuvent faciliter la traduction de ces facteurs de stress par les réactions physiologiques entraînant le mécanisme de la fibromyalgie.*

Le type de personnalité peut donc potentiellement influencer la réponse que nous avons face au stress. Sans être déterminants il suffit de nommer certains traits pouvant influencer la qualité de notre condition physique et mental, tels que: perfectionnisme, attente irréaliste, adoption du rôle de victime, pensée pessimiste, angoisse face à l'avenir, besoin d'ordre, mauvaise stratégie d'adaptation, hypersensibilité émotionnelle, hyperactivité, etc. Cependant, percevoir ces traits de caractères comme étant uniquement un facteur négatif n'est pas la

---

[1] Voir *Plan d'Évolution Anti-Stress & Paix Intérieure*: www.MoniqueChabot.info
[2] Malin Katrina; O Littlejohn Geoffrey, Personality and Fibromyalgia Syndrome.
http://www.ncbi.nlm.nih.gov/pmc/articles/PMC3447191/, Sep. 7th, 2012

meilleure façon de les aborder. Il s'agit plutôt d'essayer de devenir conscient et de reconnaître les conséquences possibles s'ils sont mal employés.

Un exemple, si être perfectionniste m'empêche de déléguer quand c'est essentiel au succès d'un projet, je suis en déséquilibre. Les conséquences peuvent être dans ce cas: une surcharge de travail, stress mental ou épuisement physique et enfin la maladie. Les résultats de la gestion de ces traits de personnalité seront:

- Positifs si reconnus, identifiés, acceptés et employés à bon escient;

OU

- Négatifs si ignorés, ce qui peut entraîner une détresse émotionnelle, des effets physiques indésirables, dont la "peur au ventre", la colère, l'anxiété, les douleurs, ainsi que la prise de mauvaises décisions, etc.

S'arrêter face à une situation donnée est le premier pas à faire pour la remettre dans sa véritable perspective. Prenez donc le temps de voir ce qui se passe à l'intérieur de vous avant de réagir et faites les ajustements nécessaires pour transformer votre réponse au stress en une action créative et constructive. Pour vous y aider, utilisez les outils de ce livre, par exemple: le formulaire **Clarifier sa perception**; la **discipline volontaire** et le "tapping" pour mieux gérer les incertitudes, les peurs, les douleurs, les sentiments indésirables ou inconfortables. L'Ho'oponopono pour apprendre à éliminer la honte ou la culpabilité trop souvent déguisées en colère, anxiété, dépression, douleurs. L'étude d'une discipline spirituelle pourrait aussi vous permettre de déjouer les intrigues de l'ego, etc. Car …

Toute douleur qui n'aide personne est absurde.

André Malraux

L'homme absurde est celui qui ne change jamais.

Georges Clémenceau

OSEZ!…Osez relever des défis, pardonner, changer et vous dépasser!

7.3 Alimentation biaisée

Ayant des symptômes indésirables, incluant fatigue extrême et douleurs suite à l'ingestion de certains aliments, une investigation a été nécessaire pour en trouver l'origine. Il m'est relativement facile aujourd'hui de gérer cet aspect de ma vie tout en profitant pleinement de cette activité: cuisiner et bien s'alimenter. Mais **ATTENTION**! Il y a un piège qui vous guette peut-être, comme cela a été le cas pour moi avant d'arriver à trouver l'équilibre dans ce domaine. J'espère que les exemples suivants pourront vous éviter d'avoir à passer par cette étape de confusion qui fut pour moi assez longue je dois l'admettre. Voici quelques conversations typiques de ce temps-là concernant l'alimentation:

- Monique: *Hum, boire du vin me déprime, "fudge" je vais être obligée de l'éliminer de mon alimentation.* Copine: *C'est pas le fun ça mais il faut ce qu'il faut.*
- Alors que je mange un sandwich fait de pain de blé entier, une personne bien intentionnée, sachant que je soupçonne le blé comme pouvant être un irritant intestinal: *Tu sais tu ne devrais pas avec les problèmes que tu as …* de quoi vous couper l'appétit et voir le sentiment de culpabilité surgir!
- Alors que je prépare un repas à l'Italienne, une copine végétarienne me dit : *Savais-tu que le fromage et les pâtes ça ne fait pas bon ménage? Ni l'un ni l'autre ne sont vraiment bons pour la santé. Tu n'as pas autre chose?* Grrrrr…
- Monique à un ami qui est Chef cuisinier: *Je ne sais plus quoi manger et j'ai l'impression que je ne mange pas assez de protéines, aurais-tu des suggestions pour remplacer la viande?* Au Chef de répondre: *Tu dois manger de la viande mais fais une recherche sur Internet et tu y trouveras plein d'information à ce sujet. – Zut! Retour à la case départ.*
- Monique parlant à une copine au supermarché: *Ces enveloppes de soupe contiennent beaucoup de sel, ça c'est plein de sucre donc pas le meilleur pour …*
- Quelques titres d'articles trouvés lors de ma recherche sur Internet au sujet des propriétés nutritives de certains aliments. *"Nouvelle étude, le café est bon pour vous".* Enfin quelqu'un

d'accord avec moi! *"Le café très chaud est mauvais pour les organes sexuels!* Bien merde alors! *"Substituts du sucre, bon pour la santé?"* Ça j'en doute, à part le stevia. *"Consommation de viandes et cancer colorectal".* Holala! *"Non au riz blanc!".* Le riz brun n'est pas mon fort. *"Le stévia oui, mais pas raffiné..."* Bon, puis quoi encore!

ASSEZ!!! Comme vous pouvez le constater la confusion régnait. J'ai été obsédée par la nourriture tout en ayant l'intention de faire la bonne chose, pour finalement m'empoisonner la vie et celle des autres en ne sachant plus où donner de la tête avec tout cela. Tous ces "bons conseils" ont fini par annihiler le bon sens et la responsabilité qui est mienne de prendre soin de ma santé. Sans oublier que mon alimentation non seulement laissait à désirer mais était devenue une source de stress seulement à penser à manger, difficile pour le moral et la digestion!

S.O.S. *Une façon de s'en sortir?* Voici ma formule toute simple qui demande cependant d'utiliser la **discipline volontaire** pour en arriver à jouir de nouveau de cette activité qu'est de se nourrir. Si vous avez des problèmes d'humeurs et/ou de douleurs et que vous croyez que l'ingestion de certains aliments en est la cause, utilisez le formulaire *L'Observateur observé*[1] (page 88) pour essayer d'y voir plus clair. L'intention est d'observer ce que vous ressentez tout au long de la journée et d'identifier s'il y a un lien entre l'ingestion d'aliments et les malaises pouvant indiquer une intolérance ayant des effets nocifs sur votre santé. Cette observation est réalisée sans jugement ni calcul ... surtout pas les calories! Il s'agit tout simplement de devenir conscient de la réponse de votre corps sans devenir obsédé par les effets de ce que vous ingérez, sans plus. Faites ceci pendant une période de quatre semaines minimum, mais idéalement pendant deux mois, un laps de temps englobant deux cycles menstruels pour les femmes. Ceci devrait être suffisant pour obtenir les données nécessaires avant d'effectuer un changement d'habitudes et d'attitudes alimentaires. Je me dois d'ajouter qu'il a fallu plusieurs mois d'observation afin de pouvoir déterminer avec exactitude certains aliments auxquels j'avais une intolérance et la façon de les contrer.

---

[1] Voir la section Outils de Transformation: **L'Observateur observé,** page 90.

Cet exercice effectué diligemment vous fournira de précieux éléments pour mieux gérer votre condition générale. Par exemple, après deux mois de cet exercice j'obtins la confirmation que la consommation pendant trois jours consécutifs de desserts cuisinés avec des produits alimentaires transformés provoquait chez-moi une baisse importante d'énergie, laissant place à un état dépressif. L'ayant identifié, je suis maintenant en mesure de faire de meilleurs choix pour conserver mon équilibre.

Mieux gérer sa vie inclut non seulement la gestion de son alimentation, mais la prise en charge de ses pensées, de ses actions, de ses croyances et de sa condition physique. Une approche globale pour une vie plus équilibrée. Approche qui permet d'établir une saine relation entre l'esprit et le corps. Le corps répondant à la volonté de l'esprit, et non l'inverse.

7.3.1   Gâteries et plaisir retrouvés

Le plaisir de manger retrouvé, je recommence à vraiment m'amuser en essayant différentes recettes que je transforme au gré de mon goût. Parler d'alimentation m'encourage à vous offrir quelques suggestions nutritives: un mini-menu et une recette facile à composer. Dans la section *Outils de transformation* j'ai donc joint un mini ***Modèle de menu***[1] élaboré par un ami qui est Chef. Oscar est passionné par la bonne nourriture et la présentation de ses œuvres culinaires. Lui, sa femme et ses enfants ont fait de sa passion une petite entreprise familiale. J'ai la chance d'être gâtée par ses bons petits plats qu'il élabore en tenant compte, non seulement de mes goûts mais aussi des intolérances que j'ai à certains aliments. C'est ce que j'appelle un service personnalisé!

Voici une recette santé de chocolat maison toute simple de mon cru mais qui offre une variété de combinaisons à l'infini. Un vrai délice!

---

[1] Voir la section Outils de Transformation: **Modèle de Menu,** page 89.

Choco-amandines

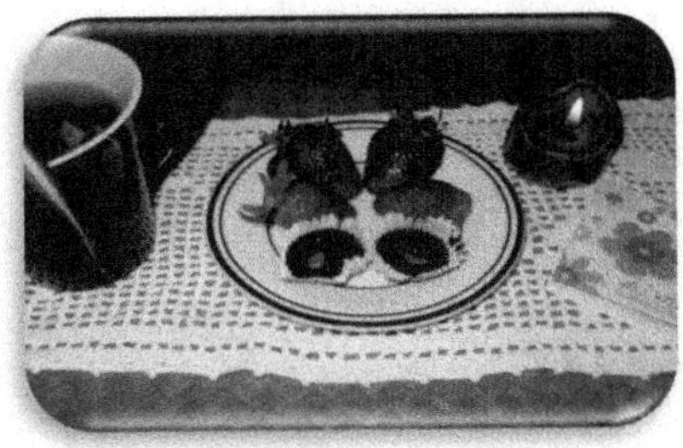

10 c à table d'huile de coco organique
7 c à table de cacao pur et organique
Quelques pincées de cannelle organique
Poivre de Cayenne au goût, optionnel
Vanille pure (2 à 3 gouttes)
2 c à table de miel pur ou au goût (ou de sirop d'érable)
Une pincée de sel d'Himalaya (ou de mer)
Amandes entières (une par coupe de papier muffins mini)

Mettre le tout, sauf les amandes, dans un bol et brasser jusqu'à l'obtention d'un liquide onctueux. Mettre deux cuillérées à thé du mélange dans chacune des coupes de papier muffins mini. Ajoutez ensuite une amande dans chacune des coupes. Mettre les coupes à muffins remplies du mélange au congélateur. Après 15 minutes, vous pouvez transférer les coupes contenant les choco-amandines dans un contenant plastique pour les conserver … si vous le pouvez!

Et voilà! Vous sortez un ou deux choco-amandines à la fois pour consommation immédiate car la chaleur fera liquéfier l'huile de coco de nouveau.

Variantes: Vous pouvez modifier cette recette en y ajoutant des aliments de votre choix: raisins secs, canneberges séchées, graines de tournesol, noix de Grenoble, etc. Soyez créatifs!

Une mise en garde! Ce chocolat est fait avec de l'huile de coco pure, alors en consommer un ou deux après le repas est suffisant. N'ajoutez pas un "poids" de plus à votre problème ☺!

Oups, j'oubliais presque! L'accompagnement de certains plats avec du vin étant un plaisir pour le palais je le consomme de nouveau sans aucun problème … car je le bois avec joie, modération et à l'occasion!

Chapitre 8   Voie du pardon et continuité

Après des années de recherches pour trouver une solution aux problèmes et après avoir essayé une multitude d'approches n'apportant qu'un soulagement temporaire, l'engagement des dernières années m'a permis d'arriver à un ensemble cohérent de ressources menant à mon rétablissement. Ce que je peux résumer ainsi:

- CHANGER SON FOCUS (intention)
- PRATIQUER L'AUTO-OBSERVATION (introspection, devenir conscient de ses émotions et besoins)
- RELÂCHER LES CROYANCES LIMITÉES (illusions)
- SE LIBÉRER DE LA CULPABILITÉ (pratique du "vrai pardon")
- DÉVELOPPER UNE STRATÉGIE D'ACTION (discipline volontaire)
- RECTIFIER LA PERCEPTION DU "JE" (correction éclairée)
- CRÉER SA VIE (se réinventer dans la joie avec l'assistance de l'Esprit/Univers)
- RETROUVER SON ESSENCE (faire de meilleurs choix, rétablissement et paix intérieure)

Nous avons vu que les exercices proposés précédemment servent à engager l'esprit à marcher vers un mieux-être et à mobiliser notre attention et notre énergie dans la direction de la récupération. L'approche multi-facettes est celle que j'utilise pour trouver réponses à mes questions, conjointement à la conviction que vivre le paradis sur terre est à ma portée. J'étais cependant loin de savoir que cette **combinaison** me conduirait éventuellement au pardon, la clé ouvrant la dernière porte de mon rétablissement ayant retrouvé la paix intérieure juvénile de l'enfant sans souci.

Croyante quand cela faisait mon affaire ☺ et la religion (environnement catholique) ne correspondant pas à mes vues, je poursuivis seule mon cheminement. Même si j'ai été accompagnée par bien des gens tout au long de ma vie, ce dont je les remercie du fond du cœur, c'est grâce à une intervention au-delà de l'expérience humaine que la récupération en profondeur prit place. Suivre la voie du cœur et du pardon a favorisé ma rencontre avec l'Esprit à un niveau plus profond jamais expérimenté auparavant. Ce fut un rendez-vous inoubliable rétablissant mon lien avec Dieu.

Quoique croyante et n'adhérant pas à une religion en particulier mais à un enseignement, je comprends maintenant que la graine du divin plantée au départ, celle devenant le moteur de ma vie, l'a été bien avant ma naissance. Ce puissant appel de l'âme a été la certitude d'un cheminement menant vers la clé de mon bonheur: le lâcher prise par la pratique du vrai pardon.

La question de croire, ou non, ce que je dis est inutile car expérimenter par vous-même dans le but de trouver ce qui VOUS convient le mieux pour améliorer votre condition et votre vie sera votre réponse. Vous aurez probablement des hauts et des bas, des moments de certitude comme de doute, vous changerez même d'avis sur ce que vous pensiez être la réponse à vos problèmes, mais n'arrêtez pas. Votre bien-être et votre guérison en dépendent. Il s'agit d'un processus, et qui dit processus dit aussi essais et expériences à différents niveaux de conscience. Voici un super exemple de cela. L'auteur principal du protocole de diagnostic pour la fibromyalgie établi en 1990, le rhumatologue Frédéric Wolfe, MD qui a fait, plusieurs années plus tard, un autre constat rapporté ici par Barbara Schramm dans son article *"Writing Oneself Out of Fibromyalgia"*[1]:

> *"… il sent maintenant que le diagnostic a fait plus de mal que de bien et est plus invalidant pour les patients. "Certains d'entre nous à l'époque pensaient que nous avions effectivement identifié une maladie et dont ce n'est manifestement pas le cas", Wolfe a écrit dans - The Oregonian, 14 Janvier 2008. "Pour rendre les gens malades, pour leur donner une maladie, n'était pas la bonne chose." Il considère maintenant la condition comme une réponse physique au stress, à la dépression et à l'anxiété économique et sociale, et cite l'alliance malsaine entre les médecins et les compagnies pharmaceutiques, <u>entre autres facteurs</u>, comme contribuant au problème."*

---

[1] Schramm Barbara, Writing Oneself Out of Fibromyalgia, Spirituality & Health Magazine, http://spiritualityhealth.com/articles/writing-oneself-out-fibromyalgia, consulté en avril 2014

Conclusion

Le message que je transmets aujourd'hui à ceux et celles qui ont reçu un diagnostic de fibromyalgie et qui croient que retrouver la forme et la santé soit impossible ou pire encore, que seule la médication peut apporter l'amélioration est tout simplement:

OUI! VOUS POUVEZ VOUS EN SORTIR...
SI **VOUS** DÉCIDEZ QU'IL EN SOIT AINSI!
OSEZ ÊTRE VOUS-MÊME !!!

C'est à vous, et **à vous seul** de choisir quel genre de vie vous voulez. Une vie misérable concentrée sur les douleurs en passant de médicament en médicament pour un soulagement temporaire? OU, vous prendre en main en explorant TOUS les aspects de votre vie? Ce dernier choix ayant l'avantage de vous procurer une EXCELLENTE qualité de vie avec une existence où la joie, l'abondance et l'amour de soi seront au rendez-vous. QUEL EST VOTRE CHOIX?

La plume qui écrit l'histoire de votre vie doit être tenue dans votre propre main.

Irene C. Kassorla

Il est donc question de marcher avec aplomb vers son rétablissement. Quand j'ai saisi que le corps répond à l'esprit et que la maladie sous-entend la présence d'un sentiment de culpabilité inconsciente, l'auto-évaluation et le pardon devenaient la voie à suivre et mon rétablissement.

"La guérison est accomplie à l'instant que celui qui souffre ne voit plus aucune valeur dans la douleur."[1]

C'est aussi la raison qui m'enjoint à cheminer dans cette direction en devenant de plus en plus consciente, autant des enjeux de ma démarche que de l'engagement d'accompagner l'autre dans la sienne.

---

[1] Un Cours En Miracle, Manuel pour enseignants, page 18, 2005

L'intention de **VOIR** ce qui se cache derrière les souffrances et de vivre enfin le paradis sur terre est à notre portée. Je jouis de chaque instant sachant que je suis "la voie qui a un cœur" en marchant sur la route menant au retour à la maison.

L umière là-bas sera et
I lluminé ton chemin le sera car
B ataille du karma enfin transcendée.
É go tu lâcheras, le monde réel tu choisiras.
R egarder avec les yeux du cœur tu pourras.
A imer à ta portée facile deviendra,
T ous et chacun sans différence tu verras.
I mpossible, de ton vocabulaire disparaîtra
O h glorieuse la voie de l'infini sera.
N ettement tu percevras, vivre sans douleur tu comprendras.

Monique Chabot

Vous cherchez à savoir par où commencer? Communiquez avec moi à l'adresse de courriel suivante pour planifier une rencontre Skype et parler de vos besoins, sans compromis sauf celui d'avoir l'intention de vivre dans la joie et sans douleur: MoniqueChabot.CostaRica@gmail.com

Et une dernière déclaration, à répéter aussi souvent que vous le voulez, pour vous aider à reprendre possession de votre vie, un pas à la fois …

Je choisis, à l'instant, de marcher vers ma récupération. Mon intention est la joie sans douleur. Je t'aime.

Avec amour.
Monique Chabot, Costa Rica

INVITATION - Pour ceux et celles dont la douleur a toujours sa raison d'être, sachez que VOUS AVEZ LE POUVOIR d'écourter la courbe de votre apprentissage, donc de la douleur, ne serait-ce que d'un instant. RECLAMEZ votre droit à la joie et à la paix intérieure!

"Je t'aime. Je suis désolé. Pardonne-moi. Merci. "

TROISIÈME PARTIE

Exercices

et

références

"... donner toutes les informations que vous avez recueillies le long du chemin à un compagnon de voyage. Pourquoi? Parce que cette information aurait aidé la personne qui l'a rassemblée si elle lui avait été donnée, et c'est pourquoi elle l'a retenue - et c'est pourquoi elle doit être proposée aux autres le long du chemin."

Une interprétation des œuvres de:
WEI WU WEI aka Terence James Stannus Gray,
1895-1986, philosophe Taoïste et écrivain

Outils

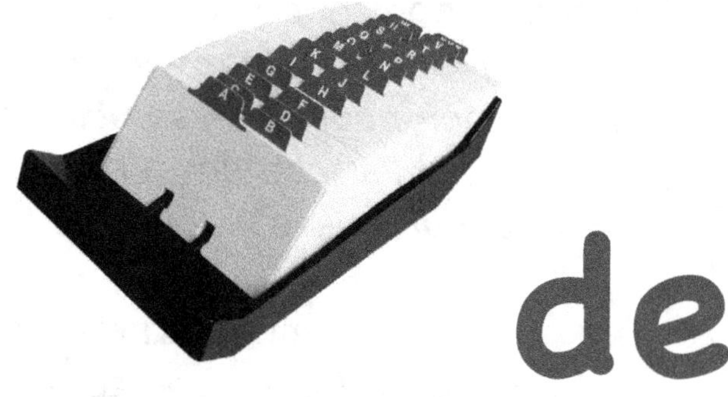

de

Transformation

Auto-écoute active

Exercice #1 - *Miroir, dis-moi …*

1- Placez-vous devant un miroir suffisamment grand pour vous voir entièrement…celui de la photo est trop petit ☺!

2- Exposez votre situation à votre reflet (votre grand Soi), sans jugement.

3- Posez les questions suivantes à votre reflet et laissez celui-ci y répondre - à voix haute ou en écoutant la voix intérieure. Prenez le temps de formuler chaque question ET de recevoir une réponse AVANT de passer à la suivante :

De quoi as-tu peur? ____

Pourquoi as-tu peur? _______________________________________

Que veux-tu? ____

Quel est ton besoin le plus important et immédiat? ___________

____

Si ton problème était déjà résolu, quel en serait le résultat? __________

____

Quel est le premier pas à faire pour aller dans cette direction? ________

____

Pour terminer, remerciez votre reflet avec appréciation en disant: *Tu es fabuleusement fantastique, merci!*

Note : Prenez note des réponses de cet exercice et insérez-les dans votre cahier *Recueil de mes succès et observations*, page 90. En cas de résistance, vous pouvez combiner celui-ci en tapotant les points de EFT, voir page 83.

Observation additionnelle

____

____

____

____

____

Comment J'ai Apprivoisé la Fibromyalgie, 2014, Monique Chabot

Auto-écoute active

Exercice #2 - *Je suis toi, tu es moi*

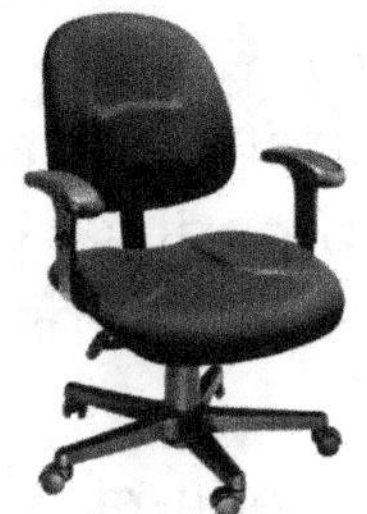

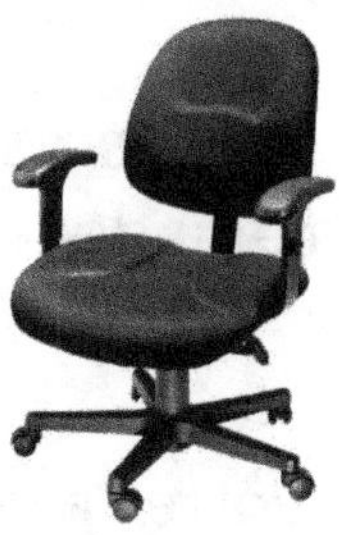

Chaise " A "   **Chaise " B "**

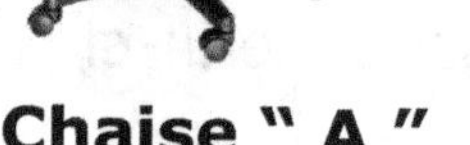

1- Trouvez un endroit tranquille.

2- Placez deux chaises, une face à l'autre: A et B.

3- Assoyez-vous sur la chaise A.

4- Exposez la situation à "la personne imaginaire" assise dans la chaise B qui représente votre plus grand Soi possédant sagesse et amour.

5- Changez de chaise et laissez "B" (personnifiant votre grand Soi) vous poser la première question: *Peux-tu me dire ce que tu ressens face à cette situation?*

6- Revenez sur la chaise A et dites à "B" ce qui vous tracasse. Exprimez les non-dits, les interdits, vos peurs. Une fois fait, reprenez place sur la chaise B, et laissez "B" vous posez une autre question, ou faire un commentaire.

7- Refaites ce scénario jusqu'à ce que vous soyez totalement certain que vous êtes allé au fond de la question, ou situation en pratiquant l'expression et l'écoute active de vous-même et de votre Soi. **Très important** de physiquement changer de chaise.

8- Pour terminer, remerciez votre grand Soi de ses suggestions.

Mes observations

____

____

____

____

____

____

Clarifier sa perception	Observation Prenez le temps de faire une pause à chaque étape du processus.
Description de la situation, sans jugement	
Identifiez vos difficultés	
Quels sont vos sentiments (voir liste des sentiments, page 85)	
Quels sont vos besoins (voir liste des besoins, page 84)	
Solutions potentielles	
Mon choix de stratégie d'action	
Action, ou les actions à prendre (par ordre de priorité)	

Technique complémentaire en cas de résistance avant de faire cet exercice, ou tout autre proposé dans ce livre. Utilisez le protocole EFT suivant en utilisant la charte à la page 83:

Point **K**araté — *Même si j'ai de la résistance, je m'accepte totalement.* Répétez 3 fois tout en tapotant le **PK**.

Début du **S**ourcil — *Cette résistance.* Répétez 1 fois en tapotant le point **DS** pendant 3 secondes.

Côté de l'**O**eil — *Cette résistance qui m'empêche de faire cet exercice.* Répétez 1 fois en tapotant le point **CO** pendant 3 secondes.

Sous l'**O**eil — *Cette résistance.* Répétez 1 fois en tapotant le point **SO** pendant 3 secondes.

Sous le **N**ez — *Cette résistance que je ne comprends pas.* Répétez 1 fois en tapotant le point **SN** pendant 3 secondes.

MEnton — *Cette résistance.* Répétez 1 fois en tapotant le point **ME** pendant 3 secondes.

CLavicule — *Cette résistance d'aller plus loin dans ma pensée.*

Répétez 1 fois en tapotant le point **CL** pendant 3 secondes.

Sous le **B**ras   *Cette résistance.* Répétez 1 fois en tapotant le point **SB** pendant 3 secondes.

Sur la **T**ête   *Cette résistance que je suis certain(e) de pouvoir surpasser.* Répétez 1 fois en tapotant le point **ST** pendant 3 secondes.

Inspirez profondément. Faites maintenant l'exercice. S'il y a toujours de la résistance, refaites le protocole EFT jusqu'au moment de vous sentir confortable de pratiquer le présent exercice.

Note : Insérez le résultat de l'exercice dans votre cahier *Recueil de mes succès et observations*, page 90.

EFT – Emplacement des 9 points du EFT en raccourci

Emplacement des 9 points du EFT en racourci

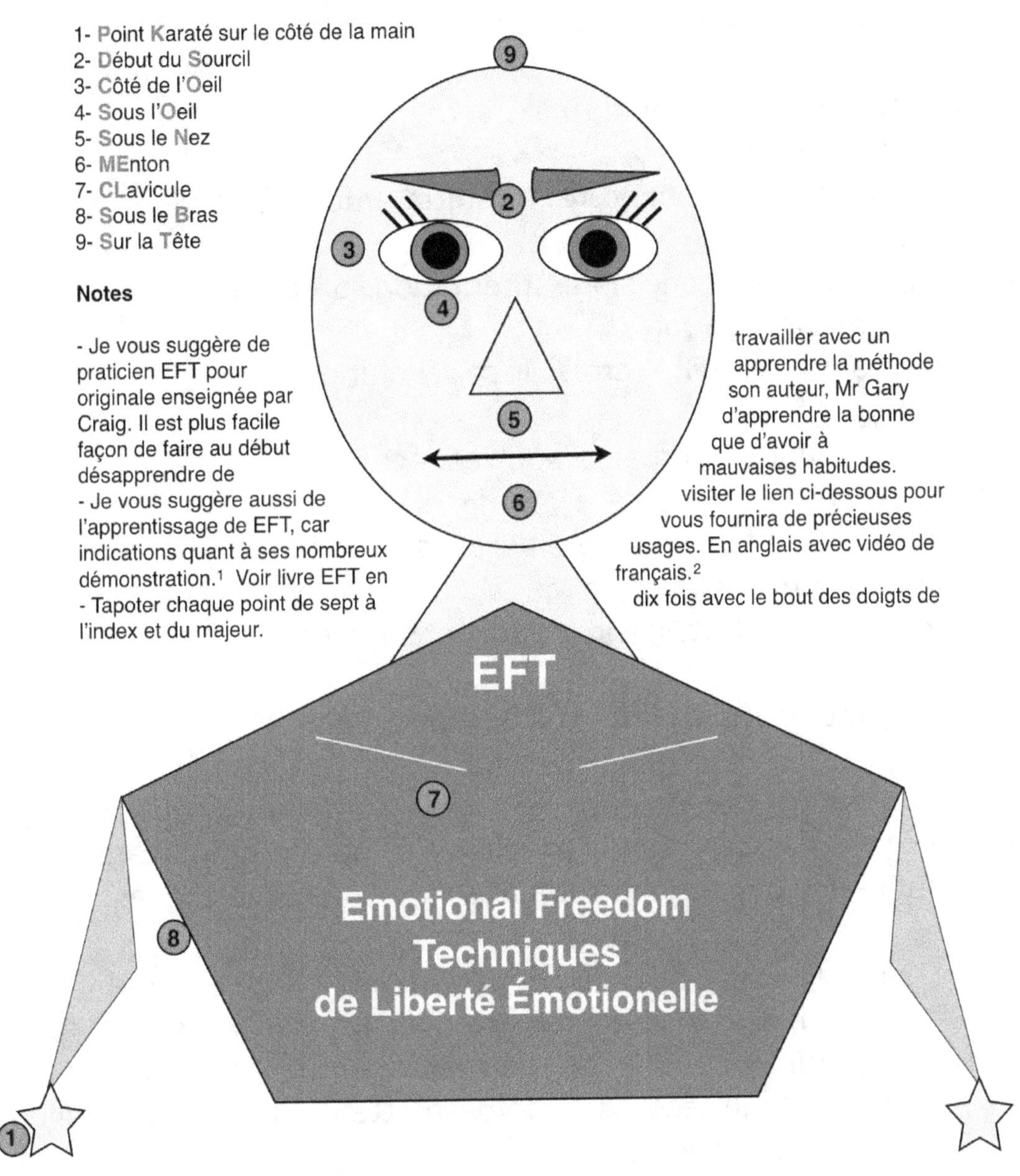

Notes

- Je vous suggère de praticien EFT pour originale enseignée par Craig. Il est plus facile façon de faire au début désapprendre de

- Je vous suggère aussi de l'apprentissage de EFT, car indications quant à ses nombreux démonstration.[1] Voir livre EFT en

- Tapoter chaque point de sept à l'index et du majeur.

travailler avec un apprendre la méthode son auteur, Mr Gary d'apprendre la bonne que d'avoir à mauvaises habitudes. visiter le lien ci-dessous pour vous fournira de précieuses usages. En anglais avec vidéo de français.[2] dix fois avec le bout des doigts de

Comment J'ai Apprivoisé la Fibromyalgie, 2014, Monique Chabot

---

[1] http://www.emofree.com/eft-tutorial/tapping-basics/how-to-do-eft.html, consulté en Mars 2014

[2] MoniqueChabot.Info

Liste de besoins
Selon Marshal Rosenberg, auteur de la Communication Consciente[1]

Célébration de la vie
Communion, fête, humour, deuil, naissance, ritualisation
Ordre spirituel
Amour, espoir, inspiration, joie, paix, sacré, sérénité
Ordre social (socio-affectif)
Acceptation, confiance, honnêteté, intimité, amour, affection
Ordre mental
Clarté, compréhension, concision, stimulation, précision
Ordre de l'expression de soi
Accomplissement, créativité, croissance, évolution
Ordre de l'intégrité
Authenticité, équilibre, estime de soi, respect de soi
Ordre de l'autonomie
Affirmation de soi, indépendance, liberté, solitude
Ordre de la nourriture relationnelle
Affection, chaleur, confort, loisir, douceur, toucher
Ordre de la survie
Abri, air, eau, mouvement, nourriture, repos, sécurité

"La Communication NonViolente, c'est la combinaison d'un langage, d'une façon de penser, d'un savoir-faire en communication et de moyens d'influence qui servent mon désir de faire trois choses:

- me libérer du conditionnement culturel qui est en discordance avec la manière dont je veux vivre ma vie;
- acquérir le pouvoir de me mettre en lien avec moi-même et autrui d'une façon qui me permette de donner naturellement à partir de mon cœur;
- acquérir le pouvoir de créer des structures qui soutiennent cette façon de donner."[2]

Comment J'ai Apprivoisé la Fibromyalgie, 2014, Monique Chabot

---

[1] Autonomie_handicap_besoins_Rosenberg.pdf,
http://www.ethikos.ch/base/handicap_autonomie/autonomie_handicap_besoins_Rosenberg.pdf, 29 Janvier 2007
[2] Wikipédia, Communication Non Violente, http://fr.wikipedia.org/wiki/Communication_non-violente_%28Rosenberg%29, consulté en Septembre 2013

Liste de sentiments

Voici quelques exemples de sentiments *quand nos besoins ne sont pas satisfaits* selon Marshal Rosenberg, auteur de la Communication Consciente, de l'Anglais "Non Violent Communication" NVC.

abattu	aggravé	agité	agonisant
alarmé	aliéné	ambivalent	angoissé
animosité	apathique	bouleversé	brûlé
chagriné	choqué	cœur brisé	cœur lourd
consterné	contrarié	crainte	culpabilité
déchiré	déconcerté	découragé	déçu
dégoûté	dépossédé	déprimé	désespéré
désorienté	détaché	dévasté	difficile
distant	effrayé	engourdi	endolori
énervé	ennuyé	éperdu	épuisé
exaspéré	fatigué	froid	frustré
furieux	haine	hébété	hésitant
honteux	horrifié	hostile	impatient
indifférent	indigné	inquiet	instable
irrité	las	léthargique	livide
lointain	mal à l'aise	mal être	mécontent
méfiant	mélancolique	méprisé	misérable
mortifié	mystifié	ne pas aimer	paniqué
pauvre	perdu	perplexe	perturbé
pétrifié	plein de regret	plein de remord	pressentiment
prudent	retiré	sans espoir	secoué
solitaire	sombre	somnolent	soupçonneux
surpris	terrifié	timide	tourmenté
triste	troublé	turbulent	usé

Je vous invite aussi à télécharger le document que vous retrouverez à l'adresse ci-dessous. Il vous offrira une liste exhaustive de sentiments, ainsi qu'une liste de jugements que l'on peut parfois confondre avec des sentiments. C'est un outil que je trouve très utile lors du travail fait par mes clients et moi-même.

http://groupeconscientia.com/uploads/Liste.pdf

Comment J'ai Apprivoisé la Fibromyalgie, 2014, Monique Chabot

Marcher vers son mieux-être
Pour la personne ayant reçu un diagnostic du syndrome fibromyalgique

Nous savons que votre situation est difficile. C'est pourquoi nous vous encourageons à faire équipe avec votre médecin traitant ou intervenant de santé pour travailler ensemble à votre rétablissement. Voici quelques suggestions et questions pouvant vous aider à prendre votre santé en main et aider l'intervenant à mieux vous appuyer lors de votre démarche.

Questions à se poser, ou phrases à compléter

Suite à quel évènement mes douleurs/symptômes ont-ils commencé? En faire une courte description.

____

____

De tous les problèmes que j'ai, quel est celui qui me dérange le plus? Et pourquoi?

____

____

Mon traitement sera complété et satisfaisant quand ...

____

____

Que suis-je prêt(e) à faire pour améliorer ma qualité de vie?

____

____

Mon intervenant de santé peut vraiment m'aider en ...

____

____

Les suggestions que j'aimerais faire à mon intervenant de santé sont...

____

____

Mon programme d'exercices consiste en ...

____

____

Comment J'ai Apprivoisé la Fibromyalgie, 2014, Monique Chabot

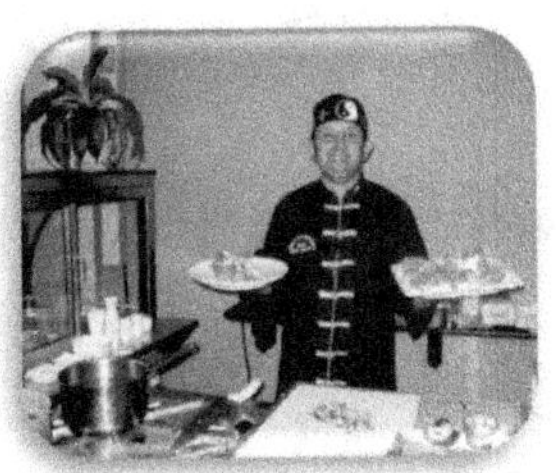

Modèle de menu (3 jours)
Par Oscar Cascante Rivera, Chef

Photo prise lors d'une soirée sushi organisée à San Isidro del General début 2013.

JOUR 1

<u>Petit déjeuner</u>
1 jus d'orange
2 tranches de pain complet
2 tranches de dinde

<u>Casse-croûte</u>
1 yogourt aux fraises
1 pomme
3 fraises

<u>Repas du midi</u>
2 pommes de terre cuites à la vapeur avec chou-fleur et brocoli
Une cuisse de poulet au thym
Une salade verte
dessert, ananas au goût

<u>Casse-croûte</u>
½ mangue
2 chocolats (recette de Monique)

<u>Repas du soir</u>
Une salade verte
2 tranches de pain complet
100g de sardines
fromage avec du miel
1 jus d'orange

JOUR 2

<u>Petit déjeuner</u>
1 tasse de céréales avec banane
2 tranches de pain complet avec huile d'olive et prosciutto

<u>Casse-croûte</u>
1 kiwi
1 tranche de papaye

<u>Repas du midi</u>
Une salade de pommes
1 filet de poisson grillé
200g de carottes avec brocoli
Un dessert, 1 tasse de fruits

<u>Casse-croûte</u>
1 yogourt nature
1 galette de riz

<u>Repas du soir</u>
Une salade de laitue avec des concombres et tomates
1 sandwich à la dinde
1 tranche de melon

JOUR 3

<u>Petit déjeuner</u>
1 jus d'orange
2 tranches de pain complet avec huile d'olive
Plus 1 œuf battu avec un peu de sel et huile d'olive

<u>Casse-croûte</u>
1 yogourt avec une poignée d'amandes
1 jus au goût

<u>Repas du midi</u>
1 t. de légumes cuits à la vapeur
Une papillote de poisson de 200g
1 tasse de riz brun
1 tranche d'ananas

<u>Casse-croûte</u>
1 poire
3 fraises et 1 banane

<u>Repas du soir</u>
Une salade de laitue, carotte, orange et raisins secs
1 filet de poisson
1 yogourt

* C'est suite à une recherche sur la fibromyalgie et en tenant compte de mes goûts qu'Oscar élaborait ce modèle de menu santé...sauf pour le prosciutto que je remplacerais par du jambon ☺.

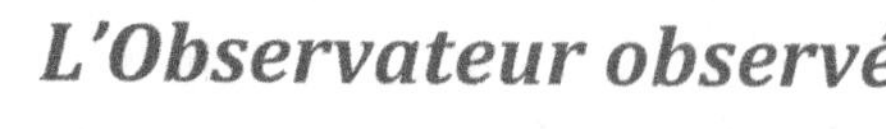 *L'Observateur observé*

Remplir le formulaire de la page suivante en vous basant sur l'exemple ci-dessous. Faire ceci sur une période minimum d'un mois et idéalement durant deux mois.

Exemple

Date	Heure	Aliment	Niveau Énergie	Humeur	Sensation physique	Notes
10-01	8:00am	1 pomme, bol de céréales de blé et café	B	F	DL	Mal au cou. Nouveau matelas. Coucher tard la veille.
10-01	11:00am	Muffin de blé entier et café, 8 onces d'eau	M	N	SD	La douleur au cou a disparu mais je me sens gonflé
10-01	14:00	Riz, poulet en sauce blanche (lait), salade verte et gâteau au fromage. Thé	B	I	DL	Je dévore! Et la douleur au cou est revenue
10-01	19:00	Sandwich au fromage. Crème glacée.	B	N	DL	Mal à l'estomac et pas trop faim

Légende

Niveau d'énergie	Humeur	Sensation physique	Exemples de notes
Bas	**I** nquiet	**D** ouleur **G** énéralisée	Je me suis disputée avec mon mari.
Moyen	**T** riste	**D** ouleur **L** ocalisée	Je n'ai pas bien dormi la nuit passée.
Haut	**A** nxieux	**S** ans **D** ouleur	J'ai eu une belle journée!
	F atigué		Mon fils me fait de la misère.
	É puisé		Mon patron m'embête.
	J oyeux		J'ai oublié de payer mon loyer.
	N eutre		Je me suis gavé de sucre aujourd'hui.
	Autre (spécifiez)		

Notes importantes:

- N'oubliez pas d'entrer TOUT ce que vous consommez, bonbons, jus, verre d'eau, etc. C'est à vous que vous rendez service donc pas nécessaire de "tricher" en évitant d'ajouter par exemple le cornet de crème glacée avec double boules! ☺

- À la fin de la quatrième semaine, révisez vos données et voyez s'il y a un patron répétitif, ou significatif au niveau des humeurs et des douleurs pouvant vous indiquer qu'il pourrait y avoir un lien quelconque entre certains aliments et celles-ci.

Date	Heure	Aliment	Niveau Énergie	Humeur	Sensation physique	Notes

- Après le deuxième mois de ce programme, et si vous avez toujours des doutes quant à ce que vous devez faire pour mieux gérer votre alimentation, je vous suggère de consulter un conseiller en nutrition. Un professionnel dans ce domaine sera en mesure d'apporter les correctifs nécessaires et de vous faire des suggestions pour retrouver un équilibre.

- N'oubliez pas qu'il existe différents stimuli pouvant influencer les humeurs, le niveau d'énergie et les douleurs physiques. Il est donc recommandé de consulter votre médecin. L'utilisation de ce tableau sera donc une aide inestimable pour établir les relations probables entre la cause et l'effet, en plus de vous offrir de précieux indices pour améliorer votre santé en général.

La clé du succès d'une bonne alimentation? *Variété, bon sens, manger avec joie et modération!*

Comment J'ai Apprivoisé la Fibromyalgie, 2014, Monique Chabot

Recueil de succès et observations

Date : _____________________________

Description de ma journée et/ou de la situation

____
____
____

Ce que je pense faire pour l'améliorer

____
____
____

Comment je pense célébrer ma réussite du jour

____
____
____

Date : _____________________________

Description de ma journée et/ou de la situation

____
____
____

Ce que je pense faire pour l'améliorer

____
____
____

Comment je pense célébrer ma réussite du jour

____
____
____

Mes observations

Bibliographie

A Course in Miracles, Jesus, printed in Canada. Aucune année de publication spécifiée dans cet ouvrage

Al-Anon, Un jour à la fois, 7iéme édition Française, Headquarter New York, 1984

Asociación Divulgación Fibromialgia, http://www.infofibro.com/index.php?option=com_content&view=article&id=87&Itemid=99, consulté en 2013

Association de la Fibromyalgie du Bas St-Laurent, http://www.fibromyalgiebsl.org/fibromyalgie.htm, Novembre 2013

Autonomie_handicap_besoins_Rosenberg.pdf, http://www.ethikos.ch/base/handicap_autonomie/autonomie_handicap_besoins_Rosenberg.pdf, 29 Janvier 2007

B&B Casa Laurin, http://www.casalaurin.com, 2014

Blog de La Réussite, biographie de Joe Vitale, http://blogdelareussite.com/biographie-joe-vitale-joe-vitali/, consulté en Février 2013

Brown Brené, Ted Talk, Listening to Shame, http://www.ted.com/talks/brene_brown_listening_to_shame.html, Mars 2012

Carton Gérard, article "Les mécanismes psychologiques à l'oeuvre"

Cashuin-Garbutt April, How would you define fibromyalgia?

Castaneda Carlos, article, Ce chemin a-t-il un cœur, lejour-et-lanuit.over-blog.com, 18 Septembre 2012

Chua Celestine, Map of consciousness, http://personalexcellence.co/blog/map-of-consciousness/, consulté en Février 2014

Coudoin Sylvie, OR02-organisation et fonctionnement de l'entreprise, pages 6 à 8, Mars 2003

Donald Walsch Neale, On Abundance, http://www.youtube.com/watch?v=UXGqpoHQYZQ, Janvier 2013

EFT Univers, http://www.eftunivers.com/apprendre-en-ligne/t%C3%A9l%C3%A9charger-le-manuel-de-gary-craig/, consulté en Mars 2014

Elvidge Suzanne BSc (hons), MSc, Statistics : How many people have FMS, http://www.fibromyalgiasyndrome.co.uk/how-many-people-have-fms.html, Janvier 2013

Ethier Suzy, biographie, http://www.consult-iidc.com/francais/quinous/fsuzy.htm, Décembre 2008

Fibromyalgie - Définition et statistiques,http://sante-medecine.commentcamarche.net/faq/1792-fibromyalgie#statistiques, Janvier 2014

Foundation for A Course In Miracles, Un Cours En Miracles, Canada,

2005
Gym Bella Vista -
http://www.facebook.com/gymbellavista?ref=ts&fref=ts
Harbuz Micheal, Stress, hormones et cerveau,
http://www4.inra.fr/societeneuroendocrino/Breves/05-Stress-hormones-et-cerveau, 15 Août 2011
Ho'oponopono, http://en.wikipedia.org/wiki/Ho'oponopono, consulté en 2013
http://la-vie-sereine.eklablog.fr/interview-de-morrnah-simeona-ho-oponopono-a2703842, 30 Janvier 2011
http://la-vie-sereine.eklablog.fr/interview-de-morrnah-simeona-ho-oponopono-a2703842, 30 Janvier 2011
http://www.journaldunet.com/management/efficacite-personnelle/dossier/resistances-changement/1.shtml, 28 Mars 2014
 http://www.news-medical.net/news/20130322/Fibromyalgia-an-interview-with-Dr-Frederick-Wolfe-University-of-Kansas-School-of-Medicine.aspx, 22 mars 2013
J.Gross Andrew , MD, UCSF, Rheumatology Clinic, Director Associate Clinical, Professor, Department of Medicine, Power Point presentation, "Fibromyalgia, It's real, it's manageable, what you can do", 2007
Journal Du Net, Les mécanismes psychologiques à l'oeuvre, http://www.journaldunet.com/management/efficacite-personnelle/dossier/resistances-changement/1.shtml, Mars 2014
Krambeer Gisela, http://hooponoponosong.org/dr-ihaleakala-hew-len/?lang=fr, consulté en 2014
Lasalle David, La fibro c'est pas dans la tête, http://lunaire-iris-des-sens.over-blog.fr/article-la-fibro-c-est-pas-dans-la-tete-72386912.html, 23 avril 2011
Le Stress : une histoire de perception, http://www.neurofit.ch/centrewellness/article.php?sid=99, consulté en 2013
Living Arts Original, The Magic of Unicorns, http://livingartsoriginals.com/meaning-unicorn.html, 2011
LORIN Fabrice Dr, Fibromyalgie: le point de vue du psychiatre, http://www.psychiatriemed.com/fabrice_lorin_fibromyalgie_vue_par_le_psychiatre.php, consulté en Avril 2014
Malin Katrina; O Littlejohn Geoffrey, Personality and Fibromyalgia Syndrome. http://www.ncbi.nlm.nih.gov/pmc/articles/PMC3447191/, 7 Septembre, 2012
Mandino Og, Le Plus Grand Miracle du Monde, http://godieu.com/doc/memoramdum/og_mandino__memoramdum_de_dieu.html, 26 Juillet 2008
Meher Baba, Discourses, volume 1, 2007

Menkés Joël, La fibromyalgie : docteur j'ai mal partout, http://www.canalacademie.com/ida1746-La-fibromyalgie-docteur-j-ai-mal-partout.html, consulté en Septembre 2013

Michel, Jean-François, extrait du livre "les 7 profils d'apprentissage" Ed. d'Organisations, http://www.apprendreaapprendre.com/reussite_scolaire/reussite_scolaire/pi_reussite_scolaire_2.php, 2005

Neale Donald Walsch, 64 quotes, https://www.goodreads.com/author/quotes/9374.Neale_Donald_Walsch , modifié Mars 2014

Nichols Bruce; Daniel Simard, Pélerin de Paix, *www.peacepilgrim.org/fr*, Mars 2012

Organisation Kéroul, Tourisme et culture pour la personne à capacité physique restreinte, http://www.keroul.qc.ca, Mars 2014

Palangian Mireille, Astrologue spirituel, http://astro.alwaysdata.net/blog/?page_id=10, consulté en 2012

Passeport Santé, Fibromyalgie – Définition, http://www.passeportsante.net/fr/Maux/Problemes/Fiche.aspx?doc=fibromyalgie_pm, Septembre 2010

Peace Pilgrim, Her Life and Work in Her Own Words

Peace Pilgrim, *www.peacepilgrim.org*, Mars 2014

Pèlerin de Paix, Sa vie et son œuvre, Mars 2012

Peregrina de Paz, *www.peacepilgrim.org/peregrina/aframe.htm*, Mars 2010

Poole Lawrence, accueil, http://www.lawrencepoole.com/, consulté en Mars 2014

Poole Lawrence; Suzy Ethier, accueil, http://www.consult-iidc.com, Mai 2007

Poole Lawrence; Suzy Ethier, Investissez dans votre capital créatif, 2003

Poole Lawrence; Suzy Ethier, Une science de créativité, http://www.consult-iidc.com/francais/science/f-entrescience.htm, 30 Juin 2006

Rasur Foundation International, http://www.rasurinternational.org/, 20 Mars 2014

Rasur Foundation International, http://www.rasurinternational.org/rasurs-teachers-coaches.html, 24 Avril 2014

Renard, Gary R., Et L'Univers disparaît, 2004

Schmouker Olivier, http://www.lesaffaires.com/blogues/olivier-schmouker/comment-vraiment-apprendre-de-ses-erreurs/543309/2, 25 Avril 2014

Schramm Barbara, Writing Oneself Out of Fibromyalgia, Spirituality & Health Magazine, http://spiritualityhealth.com/articles/writing-oneself-out-fibromyalgia, consulté en Avril 2014

Shakina, Interview de Morrnah Simeona (ho'oponopono),
T. Lobsang Rampa, Le Troisième Œil, 1956
Terry S., Guaifenesin Protocol Interview, http://www.fibromyalgia-treatment.com/guaifenesininterview/, 10 Mai 2013
The Zen Cart Team and others, Fibromyalgia Statistics, http://cure4fibromyalgia.org/fibro/index.php?main_page=page&id=16&chapter=2, consulté en 2013
Un Cours en Miracles, page 222 du texte, Éditions du Roseau, 2005
Unicorn Symbolism & Unicorn Meaning In World Tradtions & Literature, http://livingartsoriginals.com/meaning-unicorn.html, 2009-2010
Vegetarian Society UK, Allergies et Intolérances Alimentaires, http://www.ivu.org/french/trans/vsuk-allergy.html, consulté en 2013
Vitale Joe, biographie, http://blogdelareussite.com/biographie-joe-vitale-joe-vitali/, consulté en Février 2013
Wikipédia, Communication Non Violente, http://fr.wikipedia.org/wiki/Communication_non-violente_%28Rosenberg%29, consulté en Septembre 2013
Wikipédia, Fibromyalgie, http://fr.wikipedia.org/wiki/Fibromyalgie, consulté en 2013
Wikipedia, Gary Craig, EFT http://fr.wikipedia.org/wiki/Emotional_Freedom_Technique
Wikipédia, Ho'oponopono, http://en.wikipedia.org/wiki/Ho%CA%BBoponopono, Mars 2014
Wikipédia, Joe Vitale, http://en.wikipedia.org/wiki/Joe_Vitale_%28author%29, 3 Mai 2014
Wikipédia, Méthode d'apprentissage cognitif, http://fr.wikipedia.org/wiki/M%C3%A9thode_d%27apprentissage_cognitif#Panorama_des_m.C3.A9thodes_d.27apprentissage, consulté en 2013
Wikipédia, Niveau de conscience, http://fr.wikipedia.org/wiki/Niveau_de_conscience, Avril 2014
Wolfe Fred, The Fibromylgia Perplex, http://www.fmperplex.com/2013/03/22/some-thoughts-on-why-there-is-no-simple-solution-to-the-perceived-dualism-problem/, 22 Mars 2013
www.MoniqueChabot.org

Si tu veux la liberté, libère-toi de ton passé et offre aux autres le choix de le faire. Apprends à gérer la douleur, ton énergie et ta vie.

Monique Chabot

Comment J'ai Apprivoisé la Fibromyalgie, 2014, Monique Chabot

Peinture du fond de livre[1]

Le *Spiritpainting*® intitulé: *Royaume Éthérique* a été peint par la praticienne de cette méthode, Evelyn Patterson, qui est née dans la ville de Québec, au Québec, Canada et a vécu la vie militaire en Amérique du Nord et en Europe. Plus tard, sa vie a changée et une métamorphose dans sa conscience a pris place. À cette époque, Evelyn assiste à un atelier pour apprendre l'art de guérir du *Spiritpainting*®. En participant à celui-ci, elle trouve ce qu'elle cherchait, une porte ouverte vers la connaissance spirituelle.

Royaume Éthérique

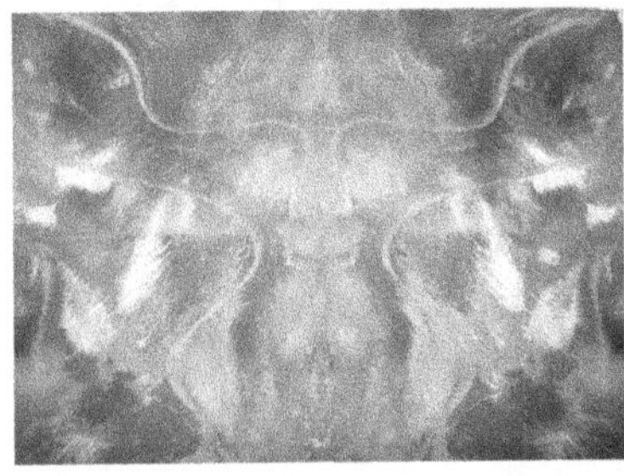

Pour plus d'informations au sujet de *Spiritpainting*® contactez: evelynpatterson6@gmail.com

Comment J'ai Apprivoisé la Fibromyalgie, 2014, Monique Chabot

---

[1] Quoiqu'il n'a pas été possible de le faire considérant les requis pour la publication, je laissais cette œuvre car représente pour moi une renaissance, un renouveau. Merci Evelyn!

Chronologie des évènements

1959	Été. Mort de mon cousin Jean-Pierre par noyade.
1961	Hiver. Accident avec ma jeune sœur. Fracture du bassin.
1967	Expo 1967 de Montréal; ouverture sur le monde; premier amour. Désir d'aller au-delà des apparences.
1974-83	Relation menant au mariage. Relation houleuse où la vie et la mort se chevauchent, où les passions sont endormies au profit de l'éclatement de soi. Relation avec un alcoolique.
1974-1992	Carrière dans le monde corporatif.
1976	Accident lors de la pratique sportive du patinage à roulettes. Fêlure de la 7ième vertèbre cervicale.
1988	Participation au programme de réorientation de carrière.
1989	Début de ma démarche avec l'Institut International de Développement Créatif (aujourd'hui appelé Gestion Consult-IIDC) de Montréal.
1992	Premier voyage dans les tropiques en Mars et déménagement au Costa Rica le 11 Octobre de la même année.
1993-2001	Développement du tourisme pour personnes à capacité restreinte au Costa Rica. Travail philanthropique.
1996-2013	Préparation d'itinéraires touristiques personnalisés et assistance à l'étranger désireux de vivre au Costa Rica.
2001	Organisation de la montée du mont Chirripó pour un groupe de personnes avec une déficience visuelle. La plus haute montagne du Costa Rica avec ses 3824 mètres.
2006	Diagnostic de fibromyalgie en Février et accident de bus en Avril de la même année.
2007	Décès de ma mère le 12 Août. Retour au Costa Rica le 15 du même mois.
2008	Carte du ciel réalisé en Mars par une Astrologue spirituelle. Mise sur pied de l'entreprise de développement personnel appelée *"Mülélé"* en Septembre. Système de développement offrant une assistance personnalisée à la personne désireuse de se créer une vie prospère selon sa propre définition.
2009	Formation *BePeace*, ou *EnPaix* en français de la Fondation Rasur pour la culture de la paix.

2010	Ouragan Thomas m'obligeant à évacuer d'urgence ma demeure.
2011	Retour au Québec pour deux mois. Engagement de coaches personnels. Formation en développement personnel appelée "Miracles Coaching" d'un an de Joe Vitale offerte par Prosper Inc.
2012-2013	Formation EFT, thérapie florale, EnPaix (aussi appelée La Pratique de la Connexion. En anglais BePeace[1]) et Psychologie Énergétique.
2013	Ouverture du Centre Voyage de Vie (Centro Viaje de Vida – Life Journey Center) en Juin.
2013	Formation pour l'obtention de la certification en tant que consultante-coach[2] de la pratique EnPaix. Formation se déroulant à Dallas au Texas, Etats-Unis, en Août.

Comment J'ai Apprivoisé la Fibromyalgie, 2014, Monique Chabot

---

[1] Rasur Foundation International, http://www.rasurinternational.org/, 20 Mars 2014

[2] Rasur Foundation International, http://www.rasurinternational.org/rasurs-teachers-coaches.html, 24 Avril 2014

Acronymes, sigles et techniques

Carte de Vie	Technique qui aide le pratiquant à définir ses objectifs de vie à court, moyen et long terme.
CL	CLavicule, point indiqué sur la carte de Techniques de Liberté Émotionnelle, EFT [1].
CO	Côté de l'Oeil, point indiqué sur la carte de Techniques de Liberté Émotionnelle, EFT.
CPR ou PCPR	Personne à Capacité Physique Restreinte.
CVV	Centre Voyage de Vie.
DS	Début du Sourci, point indiqué sur la carte de Techniques de Liberté Émotionnelle, EFT.
EFT	De l'anglais, "Emotional Freedom Techniques" ou en français, Techniques de Liberté Émotionnelle.
Fibro	Diminutif pour nommer la fibromyalgie.
IIDC	Institut International de Développement Créateur.
Le "Je"	Le plus grand Soi. Lien entre le monde physique et spirituel.
ME	MEnton, point indiqué sur la carte de Techniques de Liberté Émotionnelle, EFT.
Mülélé	Système de développement personnel intégral pour une transformation profonde et harmonieuse de l'Être.
NVC	De l'anglais, "Non Violent Communication" ou en français, Communication non violente (CNV). La Communication Non Violente est un processus de communication interpersonnelle basé sur le travail du Dr. Marshall Rosenberg. Cette approche est pratique et propose de mettre notre attention sur ce qui est essentiel dans chaque rencontre entre un ou plusieurs individus et invite à prendre en considération la réalité de chacune des personnes impliquées.
PK	Point Karaté, point indiqué sur la carte de Techniques de Liberté Émotionnelle, EFT.
SB	Sous le Bras, point indiqué sur la carte de Techniques de Liberté Émotionnelle, EFT.
SN	Sous le Nez, point indiqué sur la carte de Techniques de Liberté Émotionnelle, EFT.

---

[1] Voir page 84.

SO	Sous l'œil, point indiqué sur la carte de Techniques de Liberté Émotionnelle, EFT.
Spiritpainting	Art pratiqué lorsqu'en méditation. Méthode développée par Jennifer "Lightwolf"[1].
ST	Sur la Tête, point indiqué sur la carte de Techniques de Liberté Émotionnelle, EFT.
Tapping	Ou tapotements effectués sur les méridiens. Modalité utilisée lors de la pratique de Techniques de Liberté Émotionnelle, EFT.

---

[1] Voir site en anglais: http://www.spiritpainting.com/home.html

Programme de trans-formation au Costa Rica

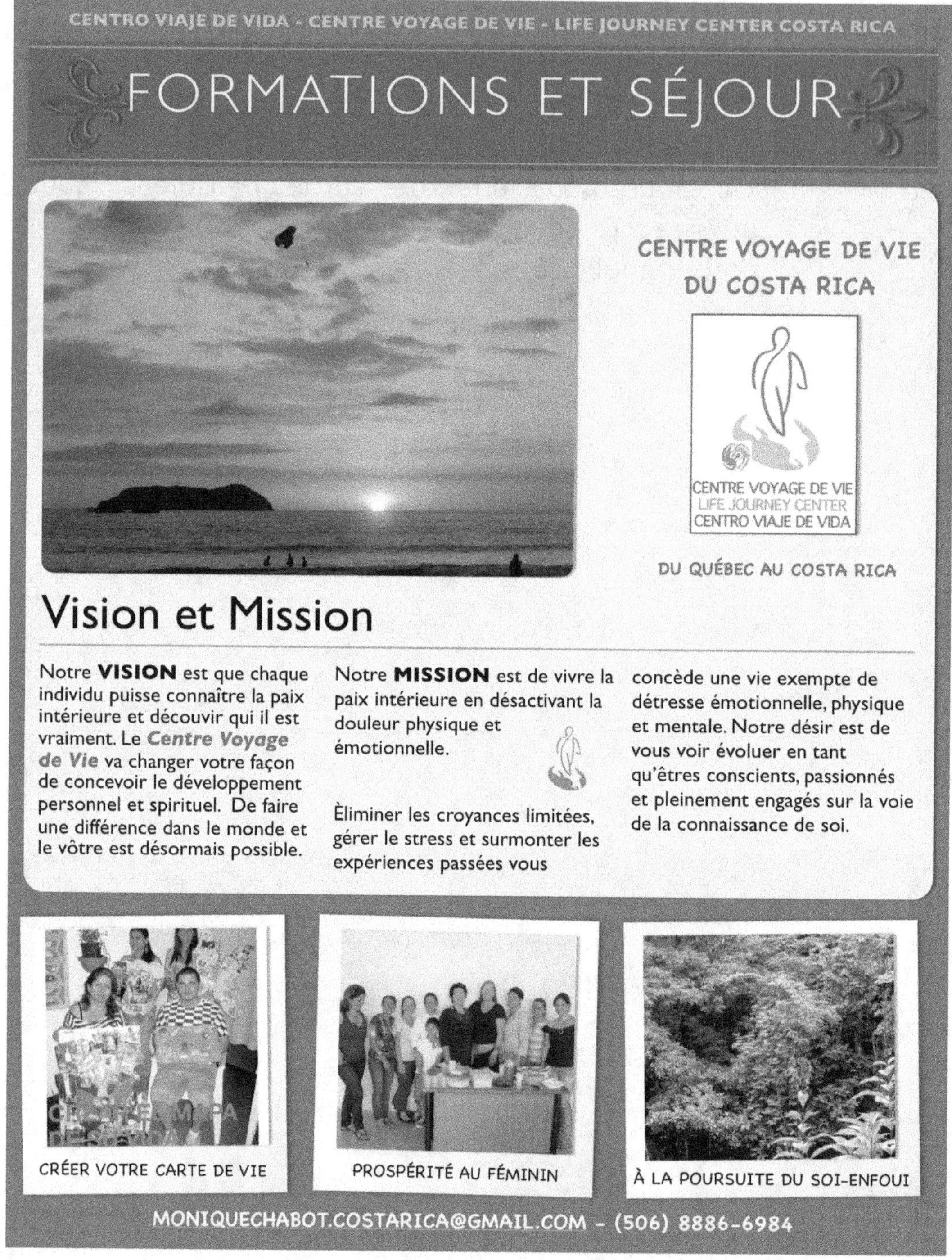

http://moniquechabot.info

Comment J'ai Apprivoisé la Fibromyalgie, 2014, Monique Chabot

Services du Centro Viaje de Vida - cvv

Bienvenus au Costa Rica! Petit pays dont la réputation de ses beautés naturelles n'est plus a faire!

IL VOUS SERA DONNÉ D'EXPLORER ET VISITER DE MAGNIFIQUES ENDROITS.

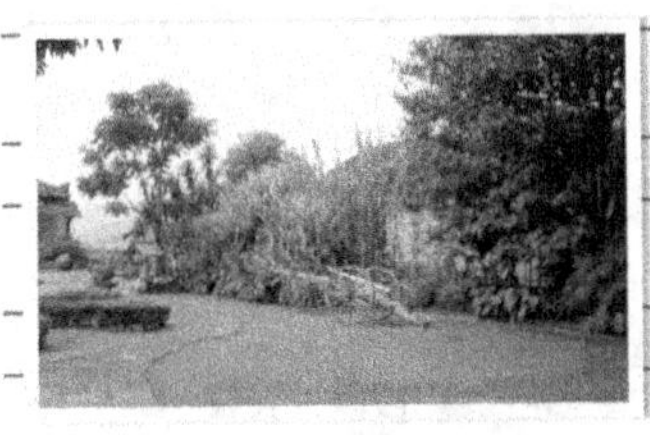

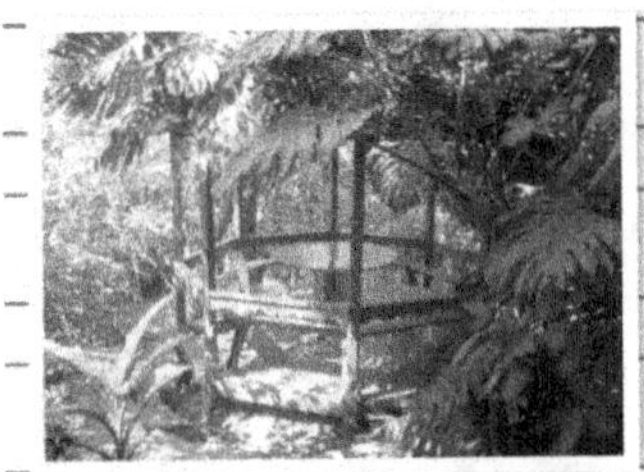

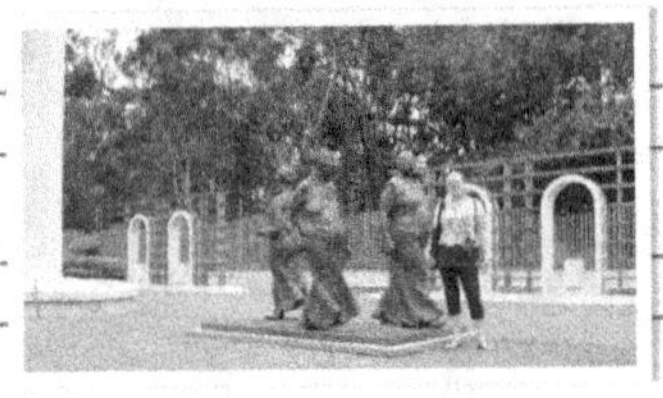

TOURS & ACTIVITÉS TOURISTIQUES

En plus de votre séjour de formation il vous est possible de prolonger votre voyage avec tours additionnels: volcan actif, eaux thermales, parcs nationaux, jardins botaniques, plages, etc. Demandez pour nos tours personnalisés!

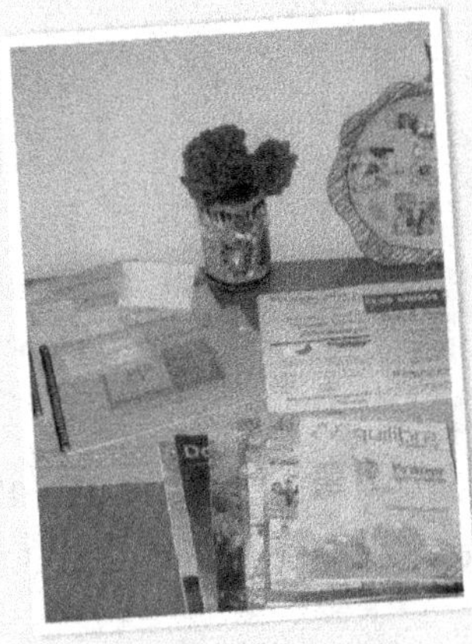

CRÉER SA CARTE DE VIE

APPRENEZ & IDENTIFIEZ LES CROYANCES QUI LIMITENT VOTRE AVANCE VERS LA PROSPÉRITÉ ET APPRENEZ COMMENT LES ÉLIMINER.

SURMONTER LES OBSTACLES POUR PERMETTRE Á VOS RÊVES DE SE DÉPLOYER.

8 JOURS/7 NUITS incluant formation & activités touristiques.

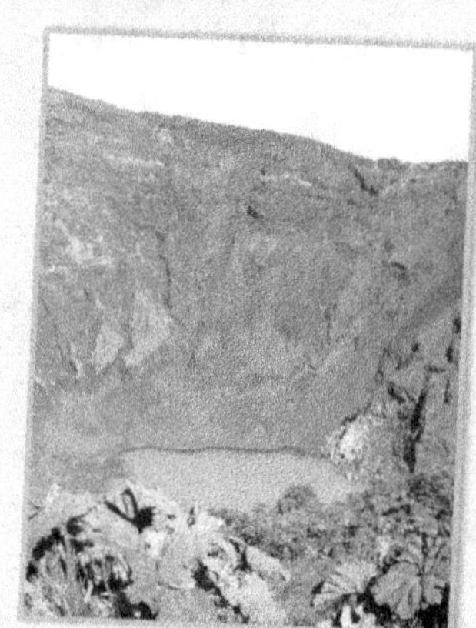

À LA POURCHASSE DU SOI-ENFOUI

LE POUVOIR PERSONNEL EST L'ART DE PRENDRE ACTION,

L'HABILETÉ D'AGIR SANS ÉGARD DES RÉSISTENCES,

BRISER LE MIROIR DE L'AUTO-CONTEMPLATION EST UN CHOIX...

SÉJOUR DE 15 JOURS/14 NUITS.

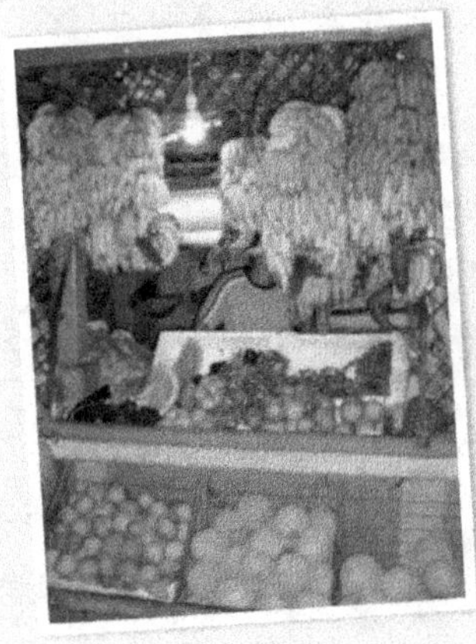

ATELIERS & SESSIONS

GESTION DU STRESS (Face aux changements, crises, etc.).

ACCOMPAGNEMENT DE LA PERSONNE FIBROMYALGIQUE VERS SON RÉTABLISSEMENT.

CROISSANCE PERSONNELLE VERS LA CONSCIENCE & PAIX INTERIEURE.

MONIQUECHABOT.COSTARICA@GMAIL.COM – (506) 8886-6984

http://moniquechabot.info

Comment J'ai Apprivoisé la Fibromyalgie, 2014, Monique Chabot

Recommandation du Dr. SC. Hendrik Stins Ham

En collaboration avec le remède homéopathique Arnica 100mk, 10 gouttes à jeun, une thérapie EFT est nécessaire, méthode appliquée par digipuncture. L'Arnica, remède utilisé entre autres pour le choc émotionnel et physique, est également très utile en cas d'accident et de chirurgie. En conséquence, le soulagement des symptômes de fibromyalgie après la prise de ce remède.

Il est suggéré de consulter votre médecin avant d'entreprendre quelque traitement que ce soit.

Hendrik Stins Ham, D. Sc. Homéopathique et coach pratiquant EFT

Le chemin de la paix est le chemin de l'amour. Si nous voulons offrir un exemple de paix dans le monde, nous devons apprendre à nous aimer et à nous engager à trouver la paix en nous...sans souffrir. Le véritable but n'est pas simplement d'éliminer la souffrance, mais de s'éveiller de l'illusion l'ayant créée.

Monique Chabot

Comment J'ai Apprivoisé la Fibromyalgie, 2014, Monique Chabot

www.ingramcontent.com/pod-product-compliance
Lightning Source LLC
Chambersburg PA
CBHW080745120726
48001CB00009B/2692